65歳からは、
空腹が最高の薬です

石原結實
Ishihara Yumi

PHP新書

はじめに

『80歳の壁』『70歳が老化の分かれ道』『70代で死ぬ人、80代でも元気な人』『老いの品格』等々、和田秀樹先生のご著書の数々が２０２２年のベストセラーになりました。74歳の私にとっても、学ぶところ、新発見、納得する内容が多々あり、とても有益なご本でした。

和田先生は10数年前、私が運営する伊豆高原の健康増進施設に、作家の林真理子さん、作曲家の三枝成彰先生、故・羽田孜元首相らとおいで下さり、その折お話させていただきましたが、日本の最高学府・東京大学医学部ご卒業なのに、とても謙虚なお人柄に、大変感銘を受けたものでした。

さて去年は、「70歳……」に関する本が、和田先生のご著書以外にも種々の出版社から数多く出されましたが、「70歳から健康法をはじめ、何か始める」のには、私は少し遅いような気がします。

２０２２年の平均寿命は、男性81・47歳、女性87・57歳と長く、最近は「人生百年」などと盛んに喧伝(けんでん)されています。しかし、介護を受けたり、寝たきりになったりせずに、日常生活を送れる期間である「健康寿命」は男性72・68歳、女性75・38歳と短く、70歳から何か新しいことを始めるとしても、介護を受けずにやれる期間は「3〜5年」しかないのです。

よって、定年退職を迎え、年金が支給され始める「65歳」から、本著に述べる「空腹健康法」を始められると、時間的に余裕があり、より長く続けられることにもなり、さらに「健康寿命」も「平均寿命」も延びる、と私は確信しています。

これまでは、学生時代は勉強、部活、受験などでストレスを受け、社会人になってからも仕事や住宅ローンの返済、子育て、教育、人間関係などで心身へ大いなる負担を強いられてきた、と思われます。

そこから解放される年齢が「65歳」なのです。

「65歳」からは、「義務」「強制」とは無縁の自由で伸び伸びとした生活を謳歌されてほしいものです。

１９７４年、当時フィンランドのヘルシンキに住む40～55歳の男性会社役員で、高血圧や高コレステロールなどの心臓血管系の危険因子をもっているものの、その時点では病気になっていない「１２２２人」を対象にした追跡調査が行われました。

うち「６１２人」には、５年間、定期健康診断、栄養チェック、運動の奨励、タバコ、アルコール、砂糖、塩分の摂取制限指導をし、必要に応じて高脂血症や高血圧の薬が処方されました。その後も、１９８９年まで年１回の検査がすすめられました（介入群）。

残りの「６１０人」には、目的を話さず、定期的に健康調査表にそれぞれの健康状態や生活習慣について記入させただけで、薬の投与はなされませんでした（非介入群）。

1989年に両群を調査したところ、「介入群の人々のほうが、高血圧、心疾患死亡率をはじめ、ガンによる死亡率および自殺者の数を含む全死亡率が高かった」という意外な結果が得られたのです。

この調査結果はフランスの週刊誌によって「フィンランド症候群」と名付けられました。

この事実は、食事や生活を干渉されることがストレスになって免疫力を低下させ、病気を誘発しやすいこと、逆に、「本能」に従って気ままに生きることが、免疫力を旺盛にして、病気を防ぐことを示唆しています。

「1日3食食べないと健康に悪い」「朝食は必ず食べる必要がある」などという医学的指導がなされ、食欲がなく食べたくもないのに朝食を無理して食べている人もいらっしゃいます。その結果、日本に蔓延しているのが「高脂血症」「高血糖」（糖尿病）「高体重」（肥満）など「高」のつく食べすぎ病です。

人類300万年の歴史は、ある面「空腹の歴史」です。日照り、洪水、山火事、火山の爆発、地震などにより、食料が十分に得られず、空腹を強いられてきたのが人類です。

その証拠に、空腹になり血糖が下がる時に起こる手足の震え、動悸、イライラ、失神などの「低血糖症状」を防ぐために、体の中には、アドレナリン、ノルアドレナリン、グルカゴン、サイロキシン、成長ホルモンなど10種以上の血糖上昇ホルモンが存在しています。逆に、食べすぎて起こる高血糖症（糖尿病）を防ぐホルモンは、インスリン1つしかありません。

こうしたホルモンのバランスから鑑（かんが）みると、「人類が空腹の時代を長く過ごしてきた」ことは明らかです。

つまり、人間の体は、空腹の時に健康を保てるように設計されているのです。

食べすぎた場合、体はどう対処してよいかわからないので、高脂血症、脂肪肝、糖尿病、痛風、高血圧、心筋梗塞、脳梗塞、ガン等々の「生活習慣病」で、現代文明人はもがき苦しんでいる、と言っても過言ではないでしょう。

本著の中でも述べていますが、自分自身の健康法＝病気の予防改善法は「本能」に聞き、それに従うべきです。

30数億年前に海の中に単細胞の始原生命が誕生し、数億年かけて分化、分裂、増殖をくり返し、魚類↓両生類↓爬虫類↓鳥類↓哺乳類と進化を遂げ、その頂点にいるのが我々、人類です。我々、一人ひとりの生命は、始原生命から1回も途切れなかったからこそ、今があるのです。

この30数億年間、地球上で経験したことが細胞の遺伝子に刻印・記憶され、命と健康を守るために「好き」「嫌い」を表現するのが「本能」と言ってよいでしょう。

よって、他人はどうあれ、本能的に「ご本人が食べたいもの、食べて美味しいもの」「やってみて気持ちのよいこと（運動、入浴、マッサージ、鍼灸……）」が、ご本人の健康によいわけです。

西洋医学は、治療にあたって、患者の体質に思いを致すことはありません。しかし、漢方医学では、たとえ同じ病・症状であっても、陰性体質（色白、長身または水太りで冷え症の女性、髪の毛が多く白髪になる男性）と、陽性体質（ずんぐりむっくり赤ら顔で頭髪の薄い高血圧傾向の暑がりの男性）によって処方薬や食養生の方法を変えて指導します。

冷え症の人には99ページで示す体を温める食物（陽性食物）を、陽性体質の人には体を冷やす食物（陰性食物）を中心に摂るよう指導するのです。

ただ、そうした指導をしなくても、陽性体質の人は陰性食物を、陰性体質の人は陽性食物を本能的に好んで食べているものです。

漢方薬も、どちらの薬を処方しようかと迷った時、その2つをなめてもらうと「旨い！」とか「旨くなくても苦くない」と患者さんがおっしゃる薬が必ず効きます。

西洋医学が、世界で最も長生きしたと認定しているフランス人女性のジャンヌ・

カルマンさんは１９９７年、１２２歳で死亡。幼少時から「嫌いなものは絶対に食べない、好きなものしか食べない」と、本能に従った食生活をしていたとのことですが、生野菜は大嫌いで一切食べず、肉、赤ワイン、チョコレートだけで天寿を全(まっと)うされたそうです。

ジャンヌさんは冷え症だったからこそ、色の濃い肉、赤ワイン、チョコレートという陽性食品を好んだのでしょう。きっと「小食」であったと推察されます。「玄米・自然食」を実行されている人でも、３食しっかり食べる人は、病気を患う方も少なからずいらっしゃいます。

よって、健康長寿のためには、食物の質うんぬんよりも、本能が「旨い」と感じる食物を少なめに食べることが大切ということです。

大リーグ史上、誰も成し得なかった年間２６０本安打、10年連続２００本安打以上を達成したイチロー選手、オリンピック２連覇、世界選手権６連覇の体操の内村航平選手も、野菜嫌いで有名です。好物は肉、寿司、ピザなど陽性食品。お二人とも細身の色白で陰性体質だからでしょう。こうした偉業を達成したお二人の食事について、西洋医学・栄養学は何のコメントもしていません。できないのです。そのうえ、内村選手は、1日1食主義だそうです。

そもそも人類（動物も）の体は「空腹の時に健康を保つよう」設計されているのですから、空腹の時は心身ともに軽くて気持ちよいものです。少々、物足りない感じはあるものの……。

逆に満腹の時は、満足感はあるものの「眠い」「だるい」などの症状が表れることも少なくありません。

そういう私は、朝は人参・リンゴジュース2杯、昼は生姜紅茶1〜2杯、（昼間、時々、チョコレート、クッキー、かりんとうなどの間食）、夕食は魚介を肴（さかな）にビール、焼酎を飲み、ご飯、みそ汁、納豆、豆腐、エビやイカの天ぷらなどを食べます。固形食は1日1食ということになります。

夕食前にジョギングやウェイト・トレーニングをするので、夕食は空腹のあまり食べすぎることが少なくありません。

すると、満足感、満腹感はありますが「だるさ」「眠さ」を強く感じたりします。

「食べすぎに効く薬はない」と言われますが、全くその通りと、恥ずかしながら自覚する次第です。

「腹八分に病なし、腹十二分に医者足らず」という格言がありますが、エジプトのピラミッドの碑文（６０００年前）に、英訳すると次のような一文が刻まれているそうです。

Man lives on a quarter of what he eats, the other three quarters lives on his doctor.
（人は食べる量の４分の１で生きている、残りの４分の３は医者が食っている）

「食べすぎて病気になるので、医者の生計が成り立つ」と皮肉まじりに表現している名文です。

65歳からは、自分の本能が「心地よい」「体調がよい」と感じたら「空腹健康法」を実践されてみたらいかがでしょうか。

石原結實

65歳からは、空腹が最高の薬です

目次

第1章
65歳なのに1食抜いても大丈夫？

第2章 シニアの食事の量は多い? 少ない?

第3章 シニアこそ食事の質にこだわろう

第4章 健康習慣を取り入れてさらに元気に

付録

少食生活のここが知りたいQ&A

第1章

65歳なのに1食抜いても大丈夫？

空腹の時間を作る重要性

２００８年４月から、40歳から74歳の人たちに「メタボ健診」が義務づけられるようになりました。

「メタボ」とは〝metabolic syndrome〟（内臓脂肪症候群）のことで、その診断基準は、図表１の通りです。

40～74歳の男性で２人に１人、女性で６人に１人が「メタボリック症候群」か、その予備軍であることが、厚生労働省が令和元年に発表した「国民健康・栄養調査」から明らかになっています。

このメタボリックシンドロームの該当者は、将来、心臓発作（心筋梗塞）や脳卒中（脳出血、脳梗塞）をはじめ、種々の生活習慣病を発症しやすく、医療費高騰の一大要因になる、ということで、国を挙げてその対策に乗り出した、というのが実

図表1　メタボ診断基準

①男性85㎝（女性90㎝）以上の腹囲
②血圧　130/85mmHg以上
収縮期（上の）血圧　130mmHg以上
拡張期（下の）血圧　85mmHg以上
2つのうちどちらか、または両方
③中性脂肪値　150mg/dl以上
ＨＤＬ（善玉）コレステロール値　40mg/dl未満
2つのうちどちらか、または両方
④血糖値
空腹時血糖値　110mg/dl以上

情です。

項目の①は肥満（高体重）、③は高中性脂肪、④は高血糖（糖尿病）を示す値で、①③④が②の高血圧の大きな要因になります。

よって、「メタボ」は、考えるまでもなく「高」のつく食べすぎ病なのです。

少食で寿命が延びる

1935年、マッケイ博士が「低栄養が動物の寿命を延ばし、腫瘍の発生を抑える」ことを発表して以来、欧米の栄養学、医学の分野では、1940年代から「30～40％のカロリー制限をした動物の寿命は、自由摂食動物に比べて格段に長く、ガンなどの加齢関連疾病の発症や生体機能の低下が遅くなる」という研究が数多く発表されています。

米国ボルチモアにある国立老化研究所（NIA）では、回虫からサルまでの30万匹を超える動物を実験し、「カロリーの摂取を抑えると、長生きする」という結論を得ています。具体的には「摂取カロリーを60％に抑えると寿命は50％延びる」とのことです。

NIAのマーク・マットソン博士は、マウスを、A群……好きなだけ食べさせる、B群……摂取カロリーを60％に抑える、C群……1日おきに好きなだけ食べさせて、翌日は断食、に分けて実験したところ、「B群はA群より寿命が50％延びる」が「C群が一番長寿で健康、老化による脳の損傷も少なく、アルツハイマー病やパーキンソン病にかかるマウスもいなかった」とのことです。「断食が体を構成する細胞の酸化・損傷を抑える」と結論づけています。

また、同研究所のドナルド・イングラム博士は、「年老いたネズミの脳内にあるドーパミン受容体（パーキンソン病の発症と深く関係）の量を測定し、その後、摂取カロリーを40％に抑えたところ、老化すると減っていくはずのドーパミン受容体の量が逆に増え、学習記憶能力も高まった。また寿命が普通食のネズミに比べて40％延びた」との実験結果を発表しています。

養鶏学に「強制換羽（かんう）」という用語があります。

鶏は卵からひよこが孵（かえ）り10～12カ月後より産卵が始まり、その後12～18カ月後には老鳥となり、産卵しなくなります。すると、以前は廃鳥にしていたとのことですが、ある農学博士の提言で、産卵しなくなった老鳥に約2週間の水断食（水のみを摂取）をさせたところ、古い羽毛が抜け、新しい羽毛に換わって、その後12～18カ月間も産卵するようになったとのこと。これを養鶏学の用語で「強制換羽」といい、今では日本の産卵用のすべての鶏はいずれも一定の時期に断食をさせているとのことです。つまり、断食により「若返る」「長生きする」わけです。

スペインのマドリッドの養老院で、「毎日1800キロカロリーの食事を与えたグループと、1日おきに断食させたグループを比べてみたところ、〝1日おき断食〟の老人たちが圧倒的に長生きした」と、『ファルマシア』（1988年、24号、P674）に発表されています。

2016年10月3日にノーベル生理学・医学賞を授与された、東京工業大学栄誉教授の大隅良典博士の受賞理由は、「栄養を失って飢餓状態に陥った細胞が、生き延びるために自ら（Auto-）を食べる（phagy）〝自食作用〟の解明」によるものです。

「Autophagy（オートファジー）」の働きには、

①細胞内の「栄養の再利用」
②細胞内の不要物を分解して掃除する「浄化作用」
③細胞内に入り込んだウイルスなどの病原体や有害物質を分解して細胞を守る
「防御作用」

があり、細胞が栄養不足で飢餓状態に陥る時に、そのスイッチが入る、とされています。

よって、飢餓や空腹の時には、人体を構成する60兆個の細胞の1つ1つの中で有害物や病原体が分解処理され、古いタンパクは新しいタンパクに再生され、細胞が生まれ変わっている、と言ってよいでしょう。つまり、60兆個の細胞の総和である人体も、若々しくなる、ということなのです。

TV界の大御所たちは「1日1食」だった

音楽家の三枝成彰（さえぐさしげあき）氏の著書『無敵の「1日1食」』（SBクリエイティブ）、ジャーナリストの船瀬俊介（ふなせしゅんすけ）氏の『やってみました！　1日1食』（三五館）、『3日食べなきゃ、7割治る！』（ビジネス社）、『「長生き」したければ、食べてはいけない!?』（徳間書店）など、近年本屋さんに行くと「1日1食健康法」の本をよく目にします。

そして、誰もが知っている日本の有名人の中にも何年、何十年もの間「1日1食」で超健康と超多忙の生活を楽しんでいらっしゃる方がいます。

2016年6月17日号の『週刊ポスト』に「『1日1食』は本当に健康によいのか」という特集が組まれました。それによると、

- 「1日1食派」の代表格とされるタモリさん（70）は、32年間にわたって司会を務めた「笑っていいとも！」の番組内で、「オレ、1日1食しか食べない」と発言しています。

- ビートたけしさん（69）は、連載記事『ビートたけしの21世紀毒談』（2013年7月12日号）の中で、「オイラの本当のダイエット法？　まァ強いていえば、『炭水化物制限』と『1日1食法』だな。朝起きたらまず、野菜ジュースをタップリ

飲んで、その後は晩飯まで何も食わない」と語っています。

・水谷豊（みずたにゆたか）さん（63）は『徹子の部屋』（テレビ朝日系・2014年4月25日放送分）で、「僕は基本的に朝とお昼、食べないんですね。ですから、夜に賭（か）けてますから夜になると野生に戻るんですね。食べたいほうだいね」と話して黒柳徹子（くろやなぎてつこ）さんを驚かせていました。〈（　）内の年齢はいずれも引用ママ〉

実年齢の67歳より数十歳も若く見えることからアンチエイジングでも有名なナグモクリニック総院長の南雲吉則（なぐもよしのり）氏も、1日1食実践者の1人です。

作曲家の三枝成彰氏（80）は1日1食生活を始めて30余年になり、『無敵の「1日1食」』という著書を出版するほどのその道のベテランです。

「1年365日ほとんどが外食だったので、どうしても食べすぎてしまう。そこで朝と昼を抜いて夕飯を美味しく食べることを習慣化しました。それが体にいいとは思っていなかったんですが、やってみると頭が冴えて、仕事の効率は3倍よくなった。現在の1日の睡眠時間は6時間で、ほとんど休みなく働いています。でも、どこも悪いところはありません」（三枝氏）

そんな三枝氏よりも長く1日1食生活を続けているのが発明家のドクター・中松（なかまつ）氏（94）です。50年以上前から「1日1食の元祖」を自任されています。

このように各界の一流の面々が軒並み1日1食を実践しているのです。

大統領も「少食」でコンディション管理

この『週刊ポスト』の記事の中では、私も「なぜ、1日1食で、かくも有名な方々が、元気で活躍なされているか」について「サーチュイン（長寿）遺伝子」の活発化などの例をあげて種々解説をさせていただきました。

南雲先生も、「空腹時には、若返りホルモンと呼ばれる成長ホルモンが脳から大量に分泌（ぶんぴつ）されていることがわかったんです。そのうえ、脂肪の中から、アディポネクチンという長寿ホルモンが出て、若返りが不可能だと言われた血管も若返らせてくれます」などと述べておられます。

このように、１日１食の実践者が、「体調がよい」「病気知らず」ということを、体験を通して述べておられるのに、西洋医学や栄養学の医師や栄養士が「１日１食の結果、栄養失調に陥り、体力・免疫力不足になってしまう危険性があります」とか「胃や腸への負担が大きくなり、消化吸収不良などが心配されるほか、逆流性食道炎や食道ガンなどの発症率を高める恐れもあると考えられます」とコメントしています。小さな親切、大きなお世話です。

また、サラリーマンに人気の夕刊紙『日刊ゲンダイ』（２０１５年６月９日号）によると、

・オバマ大統領（※当時）は、朝・昼食抜きで、夕食も「サーモン、ライス、ブロッコリー」くらいの軽食。

・ロシアのプーチン大統領は、筋肉美を誇るスポーツマンで有名ですが、
朝食は、カーシャ（雑穀のお粥）
昼食は、なし
夕食は、魚中心のメニュー（肉はほとんど食べないか、食べるなら羊肉）
だとのこと。世界的なリーダーたちも無駄に食べないことで、コンディションを整えているのです。

一流作曲家を支える「1日1食」

さて、件（くだん）の三枝成彰氏は、1日1食の実践者でありながら、毎年1度は、私が経営する人参・リンゴジュースで健康増進を図る施設に「断食」においでになられます。フサフサの髪、血色のよい顔色、俊敏な立居振る舞いは50歳代にしか見えません。

『無敵の「1日1食」』を出版される前の、2015年12月に「1日1食の健康効果について、対談をしてくれ」との三枝氏のご要望で、六本木の事務所を訪れ、約3時間の対談を行いました（内容は同著に約30ページ掲載されています）。

対談が終わると、事務所の部屋の壁をほとんど占拠している本棚から、数冊、雑誌や本を取り出してもってこられ、「先生、私の元気の秘訣はこれ、これですよ」とページをめくって、指でさされたのはなんと、エロ本でした。

「人間エロスがなくなると、老けるし、病気しますよ」と、真顔でおっしゃいます。これで、『無敵の「1日1食」』の内容に書かれている7つ目のキーポイントの意味が、理解できました（笑）。皆さんも本書と合わせて『無敵の「1日1食」』も読んでみていただきたいです。

『無敵の「1日1食」』に書かれた「少食」のメリット

①食べるからお腹が空く、食べなければお腹は空かない。
②食べると体力が消耗し、食べないと体力が高まる。
③1日1食だけ、制限を設けずに食事を満喫する。
④好きなものを食べても太らない。
⑤仕事の効率が3倍以上になる。
⑥1日1食なら年寄りにならない。
⑦合言葉は「孫を抱くより、女を抱け！」。

「1日1食」の驚くべき症例

本著の執筆が終わりかけた頃、私が経営する伊豆の断食施設に来られたＭ・Ｈ氏が、

「先生の本を読んで、去年から朝は、人参・リンゴジュース２～３杯、昼は、生姜紅茶１～２杯、夕食のみ固形食の１日１食にしたら、88㎏（１７０㎝、62歳）の体重が70㎏に減少、６００㎎もあった中性脂肪（１５０㎎／dℓ未満が正常）が１００㎎未満に減少し、心身ともにすこぶる快調……」

とおっしゃったので、我が意を得たり、とばかりに喜んでいた矢先に、月刊誌『ランナーズ』から取材依頼が入りました。

拙著『超一流は無駄に食べない』を読まれた後、１日１食生活を実行されている『読売新聞』の近藤雄二記者（54歳）が、50歳の時にフルマラソン（42・１９５㎞）で2時間44分16秒の自己ベストを記録、そして何と、２０２２年には「１６０㎞のウルトラマラソン」を完走、なぜ、１日１食で走れるのかについての取材でした。

本著で述べたような少食（１日２～１食）の効能について、縷々と述べたのは当

然です。

このように、1日1食でお元気に活躍されている人がいらっしゃるとはいえ、これまで1日3食を食べていた人が「いきなり1日1食」にされるのは危険な面もあり、おすすめできません。

まず、「1日2食生活」を試され、「調子がよい」と自信をもたれたら、「1日2〜1食」「1日1食」と段階的に試行されるべきです。

ピタゴラスも釈迦も「食べすぎ」の危険性を説いていた

歴史上を振り返ってみても過食を避けたことで活躍した人物は数多くいます。一挙に紹介しますと、

・「ピタゴラスの定理」で有名な古代ギリシャの数学者であり、哲学者のピタゴラ

ス（BC570頃～BC496頃）は、

「食べすぎるほど恐ろしい害はない。人の病気は食物の適せざることと過食よりくる。有害な飲食を避けよ。なるべく少なく食せよ。そうすれば、汝（なんじ）の体も丈夫になり、精神も立派になって、病の神も、汝をどうすることもできない」

というのが口癖だったそうです。

本人も胚芽（はいが）入りの黒パン、野菜、ハチミツくらいの軽食を1日2食しか摂らず、肉食はせず、一説には当時としては大変長命な80歳まで生きたと言われています。

- 哲学者のソクラテス（BC469頃～BC399）も、極めて少食でした。
- 「子曰（いわ）く」で有名な孔子（こうし）（BC551頃～BC479）も「悪衣、悪食を恥じるな。多く食するな」と言っています。

・イエス・キリスト（AD1〜33）も「生命のために何を食い、何を飲み、また何を着んと思い煩うなかれ」という言葉を残しています。

・釈迦（生没年不詳）も「一切の疾病は宿食（＝食いだめ・過食）を本とす」と指摘しています。

■「少食」で発明を生み出し続けたエジソン

蓄音機や活動写真（映画の旧称）など、1000以上の発明をした米国のトーマス・エジソン（1847〜1931）も、パン、野菜、果物、たまに魚を食べるくらいの粗食、少食であったとのことです。

ある人が、エジソンに「あなたは、なぜ、そんなに素晴らしい発明ができるのですか。頭がとてもよいのでしょうね」と尋ねると、「頭は誰でも同じですよ。考えれば、発明できるのですよ」との返事。

次に、「お忙しいのに、どうして、考える時間があるのですか」と問うと、「人は8時間眠るでしょう。眠らなければ、考える時間はたっぷりありますよ」と。

最後に、「どうすれば、眠らずにすむのですか」と再び問うと、「人は食べるから眠くなるのです」という答えが返ってきたそうです。

「食べると眠くなる」ことは誰しも経験ずみでしょう。

消化するために血液が胃腸に集まり、脳を巡る血液が少なくなるからです。

「食べすぎる」と「体がだるくなる」のも同じ理由で、脳や手足の筋肉への血流が悪くなるからです。

食べすぎると、当然、コレステロール、中性脂肪、糖などの栄養素も血液中に多くなり、尿酸、乳酸、ピルビン酸などの老廃物も増加します。

そうした過剰な栄養素や老廃物を燃焼、処理、排泄（はいせつ）するために、肝臓、腎臓などの解毒臓器は、過労を強いられ、疲れます。

睡眠は、解毒臓器をはじめ、種々の臓器の疲労をとるために必要なのです。だから、食べすぎると、長時間の睡眠が必要になるわけです。

「少食」で病気を治した大富豪フレッチャー

米国の実業家ホレス・フレッチャー（1849〜1919）は、40歳頃までは、30以上の会社の社長・重役を兼任し、よく食べ、よく働き、巨万の財産を築いた大富豪でした。

しかし、40歳を過ぎる頃より、不眠症、ノイローゼ、胃腸炎、リウマチ等々の病気を患い、米国はおろか、ヨーロッパの名医という名医に診てもらいましたが、よくなりません。

ついに、堪忍袋の緒が切れて医者も薬もやめ、会社の役職からも退き、自己流の健康法を始めました。

「胃腸が悪いのだから、よく嚙もう」と思い、1口60回そしゃくしたところ、余分に食べられなくなり、お腹も空かず、1日1食でよいようになりました。その結果、94kgあった体重が56kgになった時に、すべての病気が治ったというのです。

すると、気力、体力が出てきたので、30以上もの会社の重役に復帰し、運動も始めたら1食では足りなくなり、2食にしたら体重が75kgに戻り、益々気力、体力がみなぎってきました。よく嚙み、少食になると、食の嗜好も変わり、肉や脂っこいものが嫌いになり、黒パンや野菜、果物を中心とした食生活になり、益々元気になりました。

ある日、医師たちの会合で演説し、

「今日の医学は進歩したと言うが、一向に進んでいない。私の病気を治す医者は、アメリカはおろか、フランスにもドイツにもいなかったではないか。この病気は私が自然に治した。それは何か、というと、『よく噛むこと』と『少食』で治った」と言って演壇を降りようとすると、エール大学の生理学教授だったラッセル・チッテンデン博士が、立ち上がって握手を求め「君は面白いことを言ってくれた」と大絶賛をしてくれた、とのこと。

「よく噛んで健康になる」方法は、欧米では、今でも盛んで「フレッチャリズム」と呼ばれています。

「少食」で102歳まで生きたルイジ・コルナロ

少食こそが病気を癒(いや)して健康長寿に導いてくれる、と身をもって体験したイタリアの貴族の話をします。

ルネサンス期のヴェネチアの貴族ルイジ・コルナロは1464年の生まれ。若い頃は、貴族仲間と暴飲・暴食の限りを尽くしたため、30歳代で激しい胃痛、痛風、微熱や喉の渇き（糖尿病と思われる）などに毎日悩まされ、種々の治療法を試みたが、まさに「薬石効なし」。35歳になると、とうとう死の淵をさまようほどに悪化しました。

主治医から「食を厳しく制限すること」、それには「普通の少食をさらに最小限まで減らす」「病気の時に食べるような食を摂り、ごく少量にすること以外、助かる見込みはない、厳格に守らないと数カ月で生命をなくす」と宣告されました。

生きたい一心で、コルナロは次のような食事を実践しました。

「パン、卵の黄身、スープまたはパン粥、少しの肉か魚」を1日総量で３５０g、これを2回に分けて食べました。またワインは1日に約４００cc（コップ2杯分）。

すると、なんと数日で種々の不調に回復の兆しが現われ、1年後には完全な健康体となり、怒りっぽい性格までが改善されたとのこと。

健康になると、農業増産のために干拓事業を始めたり、ヴェネチア共和国のパドヴァ市の行政長官として手腕をふるったりと、当時は同時代を生きたレオナルド・

ダ・ヴィンチ（１４５２〜１５１９）やミケランジェロ（１４７５〜１５６４）よりも有名なイタリア人になりました。

70歳になっても目、歯、耳とも健全で登山や乗馬を楽しみ、超元気な毎日を送っていたとのことです。

しかし79歳の時、友人、親類、医師たちから「今の食事は少なすぎて、栄養不足になるので、もう少し多くの量を食べるように」としつこく忠告され、しぶしぶ１日の食事の総量を３５０ｇから４００ｇに、ワインを１日４００ccから４５０ccに増やしました。

すると10日後より憂うつな気分に陥り、12日後には腹痛が発生。その後15日間も発熱が続いて、生死の境をさまようことになったのです。

そこで食とワインをそれぞれ50ｇ、50cc減らして、元の食事量に戻すと、再び健康を取り戻すことができたのです。

その後、91歳になっても目、耳、歯、体調とも何の異常もなく、声は朗々としており、いつも気分爽快、見る夢までもがすべて楽しい夢であったとのこと。

94歳（1558年）の時、「少食健康法」についての本を出版するや、すぐラテン語に翻訳され、ヨーロッパの知識人の間でベストセラーに。後にイギリスの哲学者フランシス・ベーコン（1561～1626）もエッセイの中で、コルナロの食生活を絶賛しています。

95歳の時、コルナロは「自分は完全に健康体」と感じ、「病死はあり得ない。100歳まで生きる」という確信をもつにいたったそうで、100歳になっても目、耳、歯、足腰とも完全に健常で気分も爽快、「老年がこれほど素晴らしいものとは知らなかった」という名言を残しています。

102歳（1566年）のある日、いつもと同じように昼寝の床につき、そのまま天に旅立ったとのことです。

このようにコルナロは少食が健康長寿の原動力になることを、身をもって立証した人ですが、ほかにも「少食が、不運（不幸）を克服する力になる」という体験にも言及しています。

ヴェネチア共和国の有力者から起こされた身に覚えのない不当な訴訟や、乗っていた馬車が転倒して引きずられ、医師から4日の命と宣告された大怪我の時（70歳）も、「規則正しく飲食節制に努めた者は、いかなる事件も事故も深刻な影響を与えることはない」という信念のもと、両者とも克服したのです。

「少食」は、好運も呼び込む!?

このように「少食」が運命をも左右するということを、主張した人が日本にもいました。

江戸時代の観相家（かんそうか）、水野南北（みずのなんぼく）は「食を少なくすることこそが健康長寿のみならず、富裕や立身出世する道である」というようなことを述べています。

南北は21歳の頃に観相学を志し、火葬場で死者を荼毘に付し、墓地を守る仕事について死人の相を研究したり、全身の相を研究するために、風呂屋の下働きになったりもしたとのこと。

南北の著書『相法極意修身録』の中の一文には次のように書かれています。

それ人は食を本とす。……故に人の良薬は食なり。人を相するに、先ず、食の多少を聞き、是によって生涯の吉凶を弁ずるに万に一失なし。一箇年先に、大難のある事を見極めしむると言えども、其の時より食を厳重に慎む者は、必ず是を免れ、反ってその年に当たり思わず吉事来たる者多し。生活貧窮の相ありと言えども、益々、食を慎み、是を用うる者は相応の福有と成って、今人に知れ、大いに用いられる者多し。……故に、容姿、貴賤、寿夭、窮楽……皆、飲食の慎みにあるべし南北自身、貧相でしたが、「1日に麦1合5勺（しゃく）、酒1合、米のものは餅すら食さず、副食は一汁一菜」という食を貫き通した結果、種々の幸運が転がりこんできました。名古屋の熱田（あつた）神宮の近くに観相家として立派な居を構え、皇室からも目をかけられ、光格（こうかく）天皇より「従五位出羽之介」に叙せられたとのこと。

人生50年と言われた時代に、78歳（1757〜1834）の長寿を保ったのも、少食のおかげだったのでしょう。

「私」と「人参・リンゴジュース断食施設」

28歳から48歳までの私の食生活は、朝食が「人参・リンゴジュースをグラス2杯（約360cc）」、昼食が「とろろそば」、夕食は「大好物の魚介類を肴にビールと焼酎を飲み、和食中心の食事」というものでした。

1995年から、毎月1～2回、みのもんた氏が司会の昼の人気番組「午後は○○おもいッきりテレビ」（日本テレビ系）に出演するようになってから少々名が知られるようになりました。

その後は東京のクリニックでの昼休みの時間（12時～13時半）になると2～3社の雑誌社や出版社の方々が取材に来られるようになって、大好物のとろろそばが食べられなくなり、昼食代わりに、取材に来られた記者や編集者と一緒に、熱い紅茶にすりおろし生姜と黒糖を入れた生姜紅茶を1～2杯飲むことを余儀なくされました。ということは1日1食になったのです。小腹が空いた時はチョコレートやクッキー、かりんとうなどを食べることもありました。はじめは「余程お腹が空くだろう」と思っていたのですが、ほとんど空腹感もなく、むしろ午後の仕事がはかどります。

週に4日、1回につき1時間（約10㎞）やるジョギングにも、週2回の50～100kgのバーベルを使ったベンチプレスやスクワットによるウェイト・トレーニングにも全く影響もせず、体力の低下もなく、むしろ体が軽いのです。

以来25年以上も、朝の「人参ジュース2杯」、昼の「生姜紅茶1〜2杯」、固形物の摂取は夕食に1回だけという「1日1食」生活を続けています。

この間、風邪を引いたり、病気をしたりして寝込んだことは1回もありません。

74歳の今日も、1年間365日、東京のクリニックや伊豆の人参・リンゴジュース断食施設での診療や講演で休みなく働いております。

しかも、毎週月曜日は、「人参・リンゴジュース・グラス2杯」を朝、昼、夕（計6杯）と、生姜湯（黒糖入り）を計2〜3杯飲むという「1日断食」を続けているのですから、固形物の食事は週6回のみということになります。

しかも、恥ずかしいのですが、極端な偏食で、肉、魚、卵、牛乳、バター、マヨネーズが嫌いで食べられず、動物性食品は、エビ、カニ、イカ、タコ、貝などの魚介類とチーズしか食べません。よって、外食や会食はイタリア料理やスペイン料理などの地中海食になります。

「それではタンパク質（の摂取）はどうするんですか」と友人、知人、患者さんから尋ねられた時には、「では、あの筋骨隆々とした象やキリン、牛、バッファローは何を食べていますか。草（の炭水化物）でしょう。炭水化物（糖）から腸や肝臓の中でタンパク質や脂肪は簡単に作られるのですよ。我々人間の歯は32本のうち4本（犬歯）しか肉食用の歯はなく、残りは穀物・菜食用の歯なのですから、人の腸や肝臓の中では炭水化物（糖）から、タンパク質や脂肪は合成されるようになっているのです」と答えることにしています。

さて、次のページの図表2は、2022年12月1日に実施した私の血液検査の数値です。

①栄養状態を示すタンパク質（とくにアルブミン）は、1週間に6食しか食べず、肉、卵、牛乳、魚も摂取しないのに正常値です。

②肝機能値も全く正常でアルコール過飲の指標である「γ-GTP」は、週6日は毎日ビール2本、焼酎の湯わり2杯を必ず飲んで、ややアルコール過飲気味

図表2 血液検査の数値

受付日:2022年12月1日

	検査項目	結果	基準値	単位
①	総蛋白	7.0	6.7-8.3	g/dℓ
	アルブミン	4.2	3.8-5.2	g/dℓ
	A/G比	1.5	1.1-2.1	
	AST(GOT)	15.0	10-40	U/ℓ
	ALT(GPT)	10.0	5-40	U/ℓ
②	γ-GTP	24.0	男70以下 女30以下	U/ℓ
	ALP	54.0	38-113	U/ℓ
	LAP	44.0	35-73	U/ℓ
	Ch-E	588H	男242-495 女200-459	U/ℓ
③	アミラーゼ	62.0	37-125	U/ℓ
④	HbA1c(NGSP)	5.4	4.6-6.2	%
⑤	総コレステロール	203.0	150-219	mg/dℓ
	HDLコレステロール	66.0	男40-86 女40-96	mg/dℓ
	LDLコレステロール	117.0	70-139	mg/dℓ
	中性脂肪	91.0	50-149(空腹時)	mg/dℓ
⑥	尿素窒素	14.2	8.0-22.0	mg/dℓ
	クレアチニン	0.71	男0.61-1.04 女0.47-0.79	mg/dℓ
	尿酸	4.0	男3.7-7.0 女2.5-7.0	mg/dℓ
⑦	CRP定量	0.012	0.14以下	mg/dℓ
⑧	RF定量	6.0	15以下	IU/mℓ
⑨	白血球数	5400	男3900-9800 女3500-9100	/μℓ
	赤血球数:	458	男427-570 女376-500	$\times 10^4$/μℓ
	血色素量	15.1	男13.5-17.6 女11.3-15.2	g/dℓ
	ヘマトクリット値	46.0	男39.8-51.8 女33.4-44.9	%
	MCV	100.4	男82.7-101.6 女79.0-100.0	fL
	MCH	33.0	男28.0-34.6 女26.3-34.3	pg
	MCHC	32.8	男31.6-36.6 女30.7-36.6	%
	血小板数	24.6	男13.1-36.2 女13.0-36.9	$\times 10^4$/μℓ
⑩	好中球	55.3	40.0-74.0	%
	好酸球	4.3	0.0-6.0	%
	好塩基球	0.7	0.0-2.0	%
	単球	5.0	0.0-8.0	%
	リンパ球	34.7	18.0-59.0	%

なのに24とむしろ低めです。「Ch-E（コリンエステラーゼ）」は「588（H）」と高値ですが、慢性肝炎や肝硬変、肝臓ガンで低値になる数値で「高値（H）」は、肝臓が普通以上によく働いていることを表わしています。

③すい臓機能も正常。

④糖尿病を示す「ＨｂＡ１ｃ」値も正常範囲の中間値。

⑤エビ、カニ、イカ、タコなどの魚介類の過食はコレステロールを上げると一般には言われますが、脂肪類も全く正常値で動脈硬化予防のＨＤＬ（善玉）コレステロール値は中間値より高めです。

⑥腎機能値も完全な正常範囲で、魚介類は尿酸（痛風の原因）を増加させるとされますが、正常範囲の低値です。

⑦肺炎、胆のう炎、膀胱炎など「炎」のつく炎症疾患のほか、動脈硬化やガンの存在を示す「ＣＲＰ値」も正常上限値の10分の1以下です。

⑧リウマチ因子（リウマチや自己免疫性疾患で上昇）の値も全くの正常です。

⑨赤血球数や血色素量も正常で貧血（胃、十二指腸潰瘍、潰瘍性大腸炎、痔からの出血やガン、慢性疾患で貧血になる）も存在しません。
⑩白血球のバランス（炎症で増加する好中球、減少すると免疫力低下を示すリンパ球）も完全に正常です。

人参・リンゴジュース断食による健康増進施設

1977年から、1989年までの12年間で、当時は入国が難しかったソビエト連邦のコーカサス地方（グルジア［現・ジョージア］共和国、アゼルバイジャン共和国）の長寿村（100歳以上のセンテナリアンが多数生活）に、長寿食の調査・研究に5回出向きました。

モスクワの空港に着くと厳しい検査を受けて入国はするものの、直接目的地のコーカサス地方へは行けず、いつもモスクワのホテルに2～3泊、留め置かれたものでした。

そのモスクワ滞在の期間を利用して、ユーリー・ニコライエフ教授が院長をしておられた断食病院を何回も視察に参りました。

ニコライエフ教授は１９３２年モスクワ第一医科大学をご卒業後、ロシアの地方の病院で精神科医として勤務されていました。

統合失調症、うつ病などの精神病患者が、重い発作を起こすと、「食事を食べようとしない」し、無理に食べさせようとすると「食物に毒を入れただろう」（被毒妄想）などと言って、「食を拒む」そうです。

普通は、無理に食べさせたり、点滴で栄養を補ったりするのですが、ニコライエフ教授は、「食べない」というのは、患者の本能が「食べたら病気が悪化する」「食べないと改善する」と感じて食を拒否しているのだろう、と思われ、患者の言うまま食べさせないでおくと、数日後には、まず「水をくれ」と言い、次に「ジュースをくれ」、その後「フルーツをくれ」と段々、カロリーの多い食を要求するようになり、さらに病状が回復すると、「食事をくれ」と言うようになるのだそうです。

こうして、患者の言うままに「断食」させると、精神的不調が大幅に改善し、併発している糖尿病や痛風などの身体病も好転する、ということを沢山の症例を通して体験してきたそうです。その実績を買われて、政府からモスクワに断食病院を建設してもらったとのことでした。

私は何回か同病院を訪れた折、断食により糖尿病、痛風、高血圧などの生活習慣病をはじめ難病・奇病が緩解・治癒していくのを目の当たりにして、「いつか、こうした施設を日本でも作りたい」という思いをもつにいたったのです。

モスクワの断食病院は「水だけ飲んで数日～数週間過ごす水断食」なので、患者さんがいかにも辛そうなのが〝印象的〟でした。

その後、1985年に伊豆高原で始めた断食で健康を増進する施設「ヒポクラテイック・サナトリウム」では、1979年に研修に出向いたスイスのチューリッヒにあった自然療法病院、ビルシャー・ベンナー・クリニックの主治食である人参ジュース〈人参2本、リンゴ1個でジュースを作る〉を朝、昼、夕とグラス3杯ずつ計9杯飲んで数日～1週間過ごしてもらうことにしたのです〈ほかに朝10時にみそ汁の汁だけを飲み、部屋の中には適宜飲める生姜湯〈黒糖入り〉を備えている〉。

するど数日から1週間の断食中は、空腹感もなく、近くにある大室山や一碧湖への散歩、隣接しているゴルフ場でのゴルフ、夏には川奈や伊東の海岸での海水浴などを楽しまれつつ、皆さん、断食中もお元気に過ごされます。

開設当初は、バブル期に買った高額の土地代や建設費への借金と、お客様不足のため、運営に苦労しましたが、石原慎太郎元都知事や知の巨人と言われた上智大学の渡部昇一教授らが定期的に来られるようになり、そのご著書の中でもサナトリウムおよび、そこでの断食について紹介して下さったことなどにより、徐々にご利用下される方が増えてきました。

これまで元首相3人、元厚生大臣を含む大臣経験者20余名、１００人近くの国会議員、教育界・法曹界の著名人、１００人以上のお医者さん、大中小の会社社長さんからサラリーマンの方々、主婦や学生さんまで老若男女・多士済々の方々が来られています。ここ10年くらいはアルピニストの野口健さん、テニス界の女王・伊達公子さんらも年2回各10日間ずつ毎年おいで下さいます。

こうした世界的なスポーツ選手こそ、「空腹（断食）」の健康に資する力を本能的に感得されているのでしょう。

日本で増えているガンは食事が原因？

1960年以降、日本で増加している大腸ガン、肺ガン、すい臓ガン、乳（房）ガンなどは、欧米人が多くかかるガン（欧米型ガン）です。

その欧米の代表であるアメリカでの各種ガンの年次推移と食生活の変遷を見ると、面白いことに気づきます。

1900年頃までのアメリカは、西部劇で知られたように、馬に乗ったカウボー

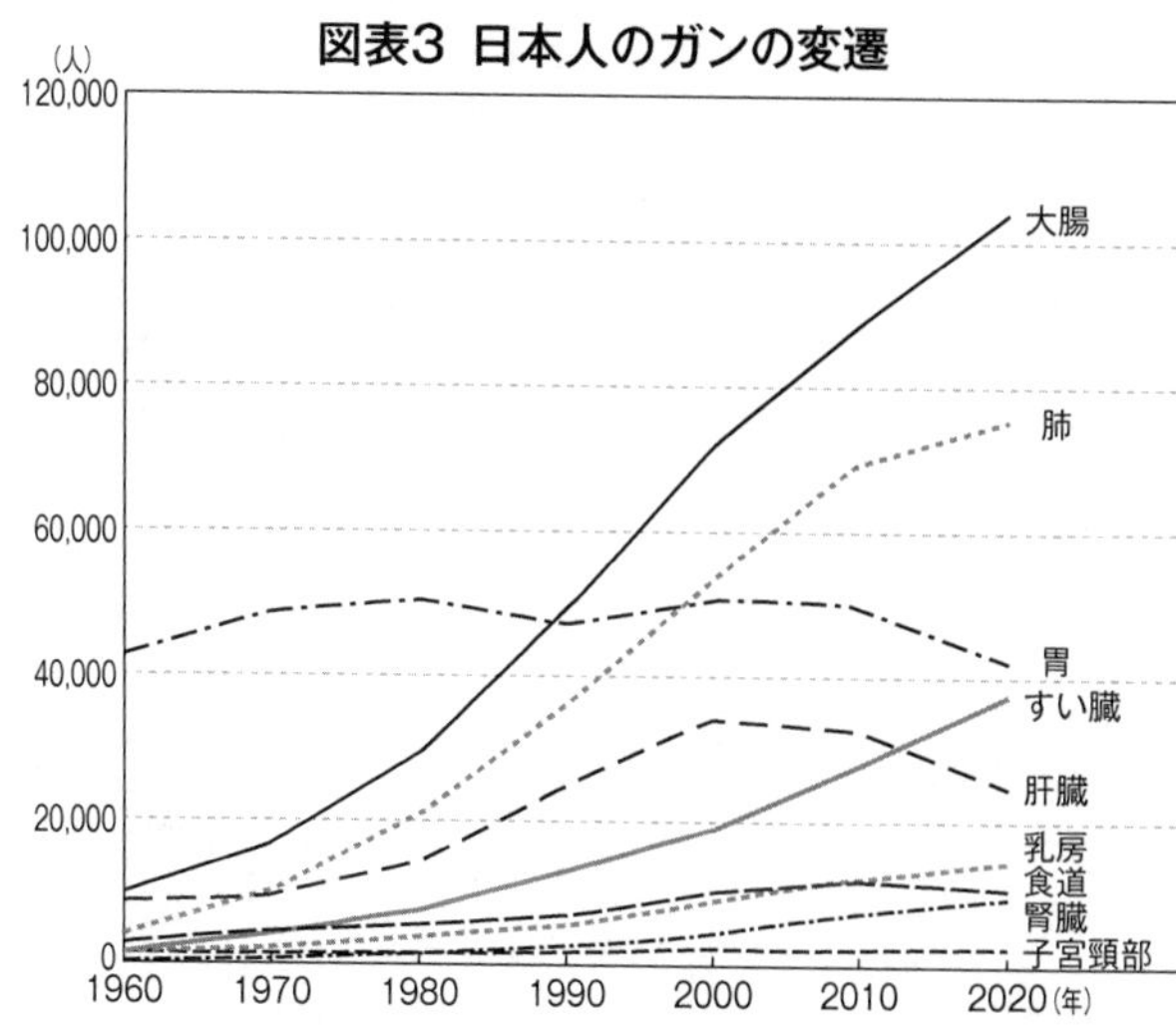

イが拳銃をもってさすらい、時には決闘をする。一般の人々の移動手段は、２頭または４頭の馬が引く４〜６人乗りの馬車という先進国とは言い難い国でした。

よって、当時アメリカ人の多くは、ポテト、パン、野菜、果物、少量の肉や卵や乳製品という〝質素な〟食事であったため、心筋梗塞やガンによる死亡者数は極めて少なかったとされています。

しかし、１８６９年に大陸を横断する鉄道が開通し、物資の輸送が便利になると産業が発達し、経済成長も急速に起こり、食生活も豊かになります。図表４に

図表4 米国の食物摂取状況の推移

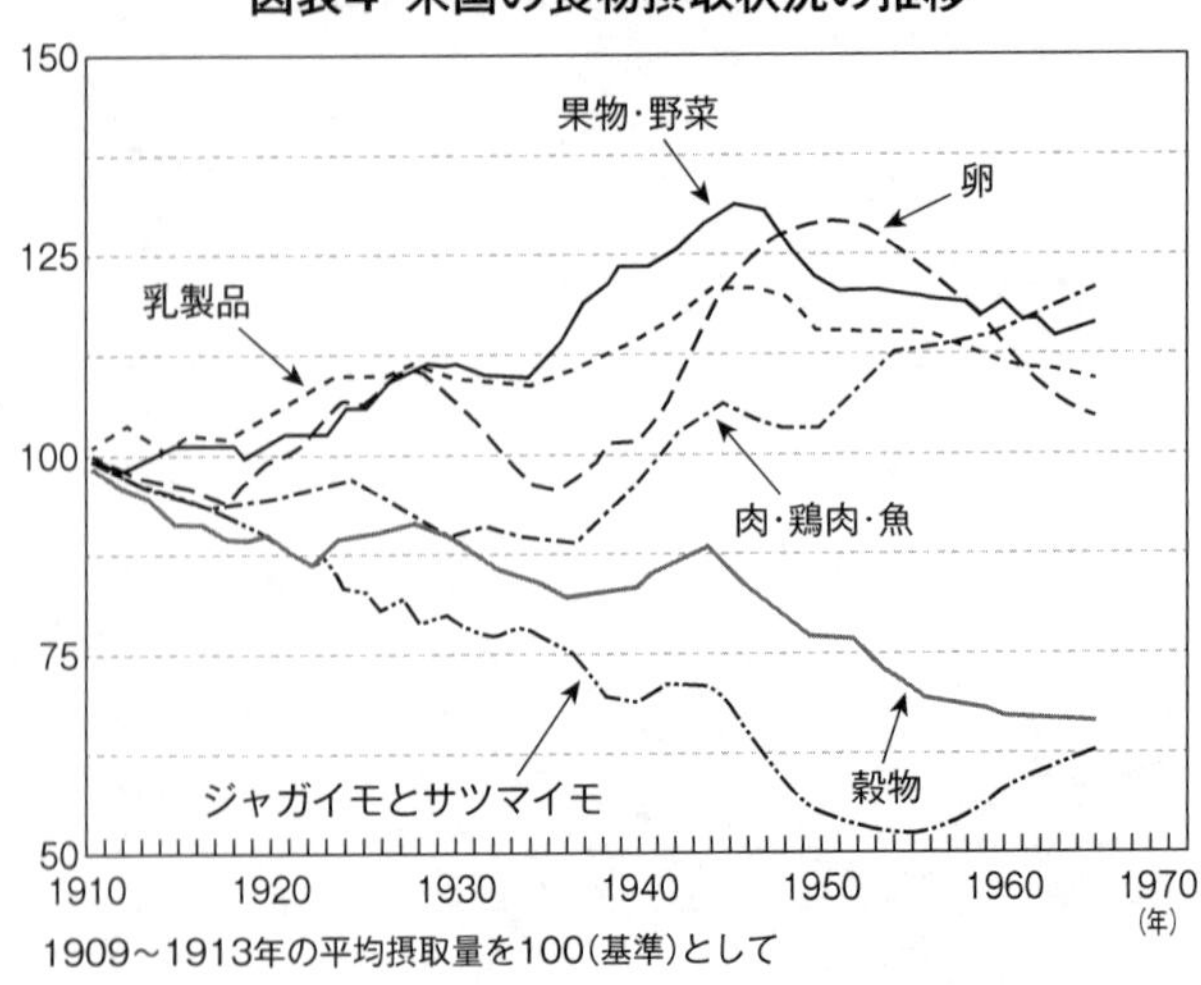

示されているように、1910年以降「穀類と芋類の摂取が少なくなり、逆に牛乳・乳製品、肉類、卵の摂取が多くなる」という、「欧米型」の食生活に変化していったわけです。

　ガン細胞が1個発生し、医学が診断できる最小の大きさ（直径0・5㎝＝ガン細胞10億個）になるまでに約20年かかるとされますが、食生活が豊かになり出した1910年から20年後の1930年頃からは、それまでガンの多くを占めていた胃ガン、子宮頸ガンによる死亡者は減少していき、肺ガン、大腸ガン、乳ガ

図表5-1 米国における臓器別にみたガンによる死亡率の比較（男性）

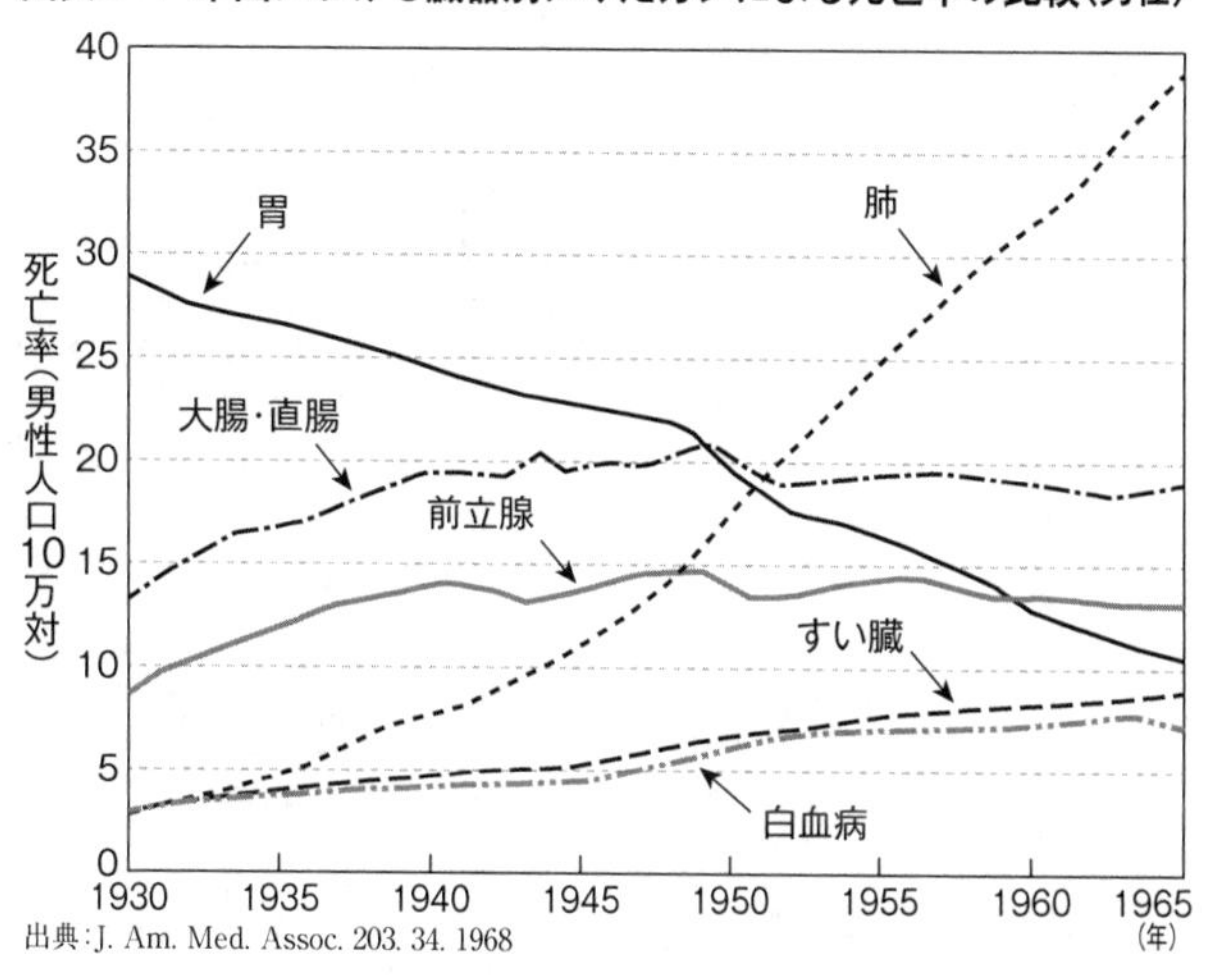

出典：J. Am. Med. Assoc. 203. 34. 1968

図表5-2 米国における臓器別にみたガンによる死亡率の比較（女性）

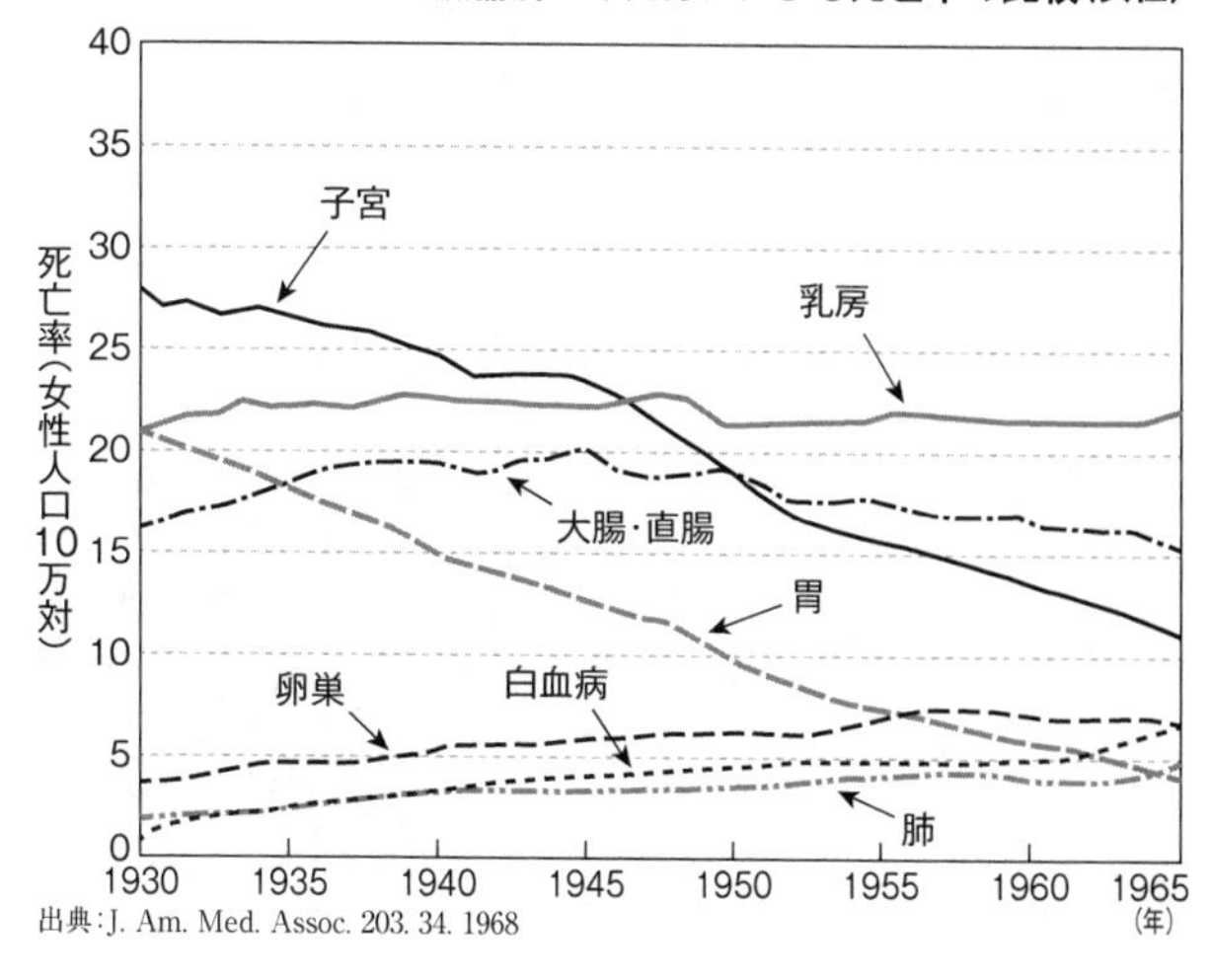

出典：J. Am. Med. Assoc. 203. 34. 1968

図表6　日本人の食生活（1日当たりの摂取量）の変化

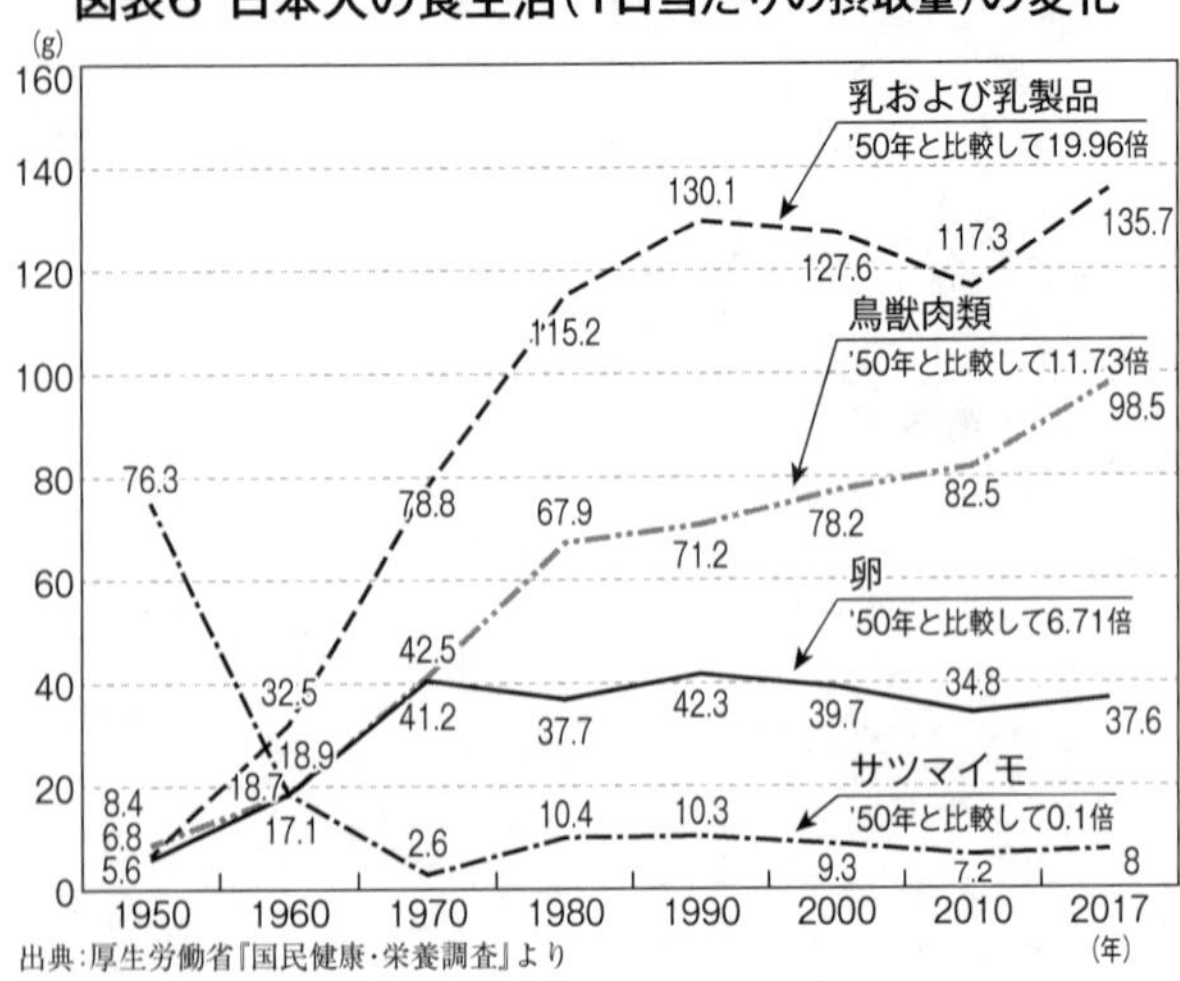

ン、前立腺ガンなど、いわゆる〝欧米型ガン〟による死亡者が増加していったわけです（図表5－1、5－2）。

日本でも同様に、1950年以降、芋類、米の摂取量が減少し、牛乳・乳製品、肉類、卵の摂取量が増加すると共に、大腸ガン、肺ガン、乳ガン、すい臓ガンなどの欧米型のガンが増加してきました（図表3）。

つまり、食物の質が、ガンのタイプを規定し、欧米型の食生活（高タンパク・高脂質）は、ガンの罹患数そのものを増加させることがわかります。

第2章

シニアの食事の量は多い？ 少ない？

60~80歳の人はどれくらいの量を食べているか

図表7のように、60~80歳の人々は、意外と多くの量（カロリー）の食事を摂取しているのがわかります。

20~40歳の人々と比べ、図表8に示すように基礎代謝量や活動量は減っていくのですから、「食べすぎ」と言ってよいでしょう。

ですから65歳以上の高脂血症（脂質異常症）患者の外来受療率が増えるのです（図表9）。

年齢による代謝量の変化

体内に食物として入ってきたエネルギー（カロリー）は、「基礎代謝」「生活活動

図表7 日本人の年齢階級別エネルギー摂取量

2019年度　　1人1日当たりの平均値(kcal)

1－6歳	7－14歳	15－19歳	20－29歳	30－39歳
1,247	1,945	2,219	1,900	1,859
40－49歳	**50－59歳**	**60－69歳**	**70－79歳**	**80歳以上**
1,939	1,918	1,972	1,945	1,750

出典：厚生労働省『国民健康・栄養調査』

図表8 基礎代謝はどんどん悪くなる

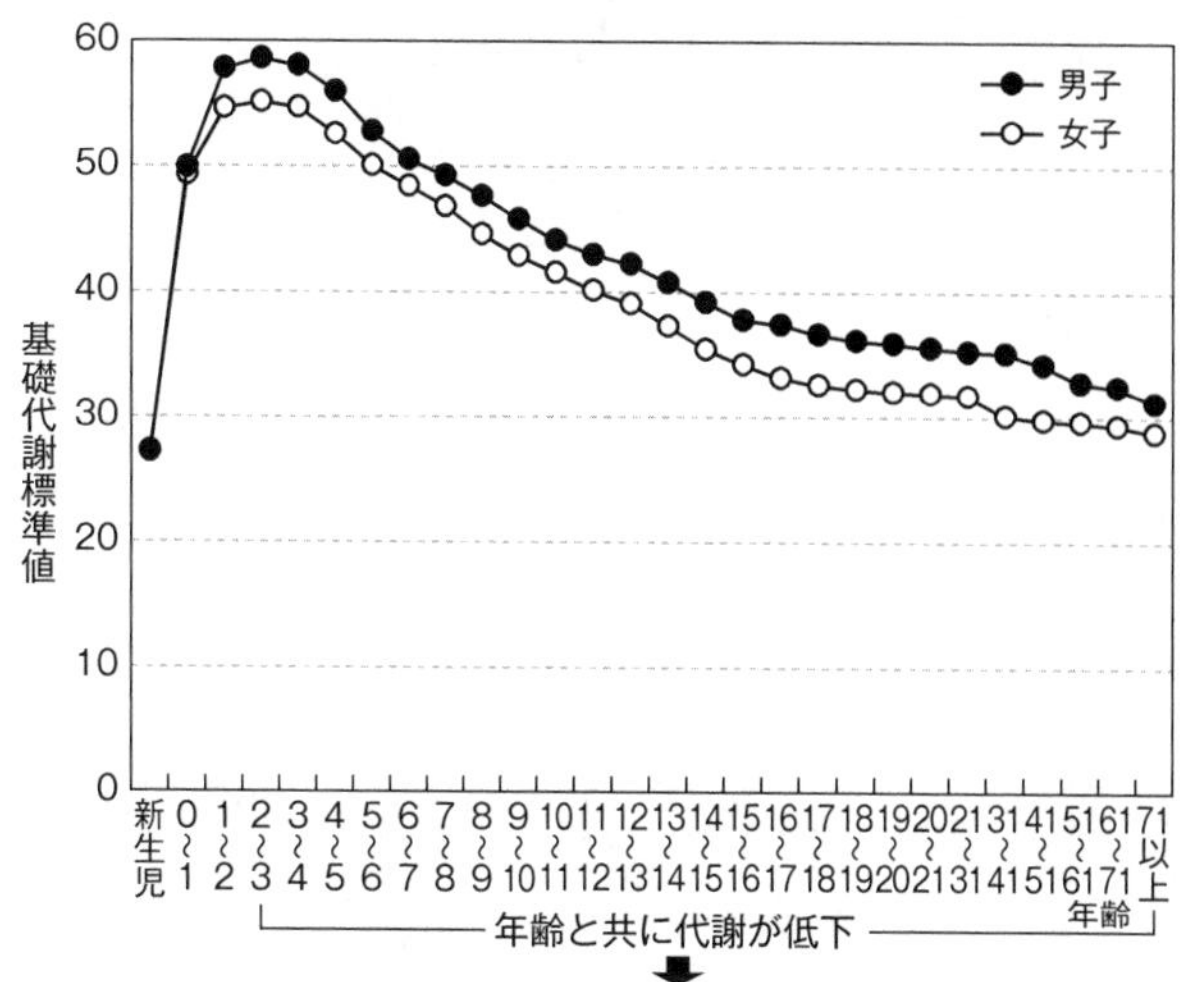

出典：『基礎環境衛生学』よりグラフ化

代謝」「食事誘発性熱代謝」として消費されます。

「基礎代謝」とは「安静時代謝」とも言われ、呼吸や血液循環など生きていくために最低限必要なエネルギー量のことを言います。つまり、目を開けて横になって何もしていない状態でも必要なエネルギーのことです。

性別、年齢によって違いますが、筋肉の量が多い人ほど、基礎代謝量は高くなります。

図表8の如く、筋肉量が女性より多い男性のほうが女性より高い傾向にあり、また、年齢と共に基礎代謝は低下していきます。

このことが、女性が男性より肥満傾向になること、男性、女性ともに年をとると以前と同じ量の食事をして、同じように体を動かしていても、太ってくる理由なのです。

「生活活動代謝」は、普段の生活の中での労働や運動などの活動で使われるエネルギーのことです。

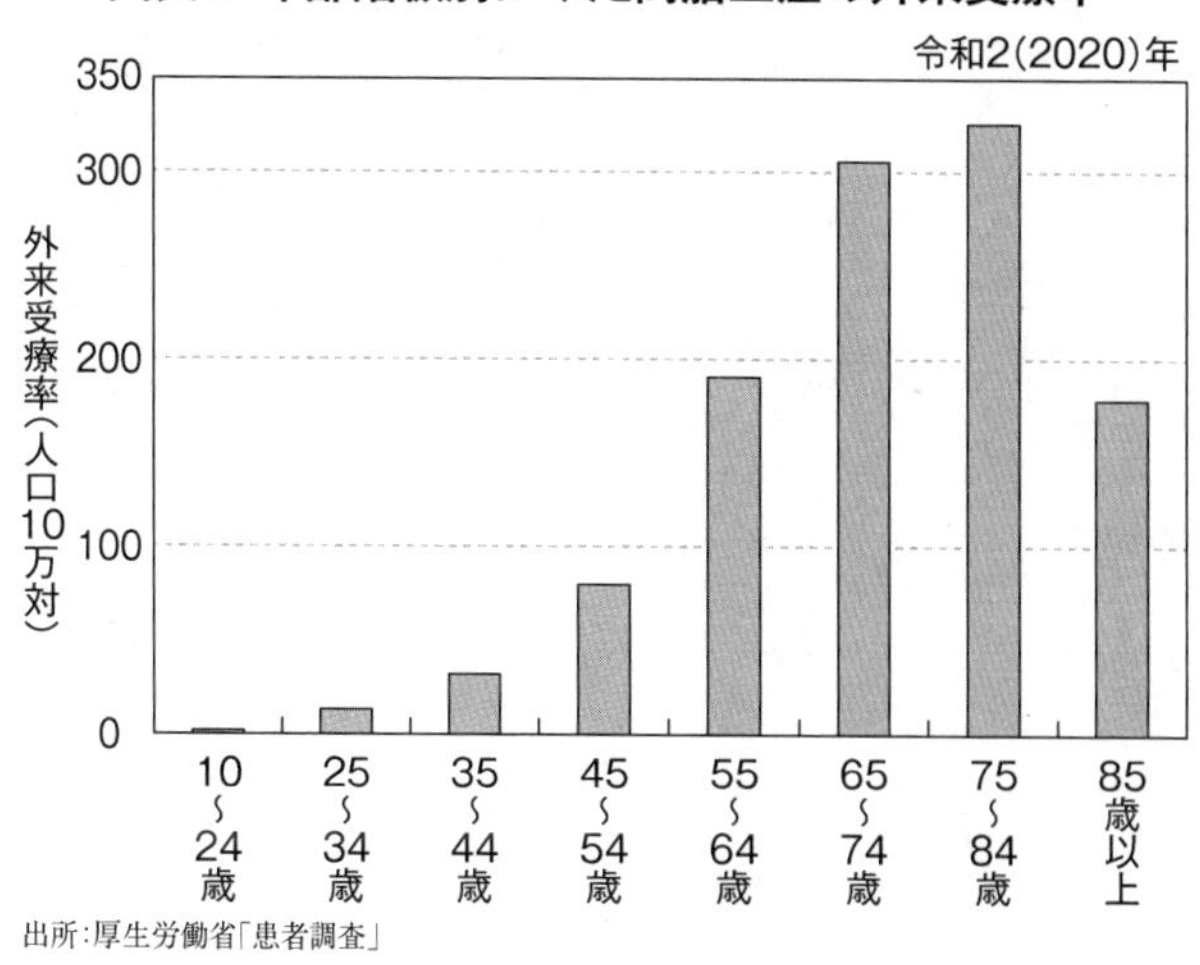

出所：厚生労働省「患者調査」

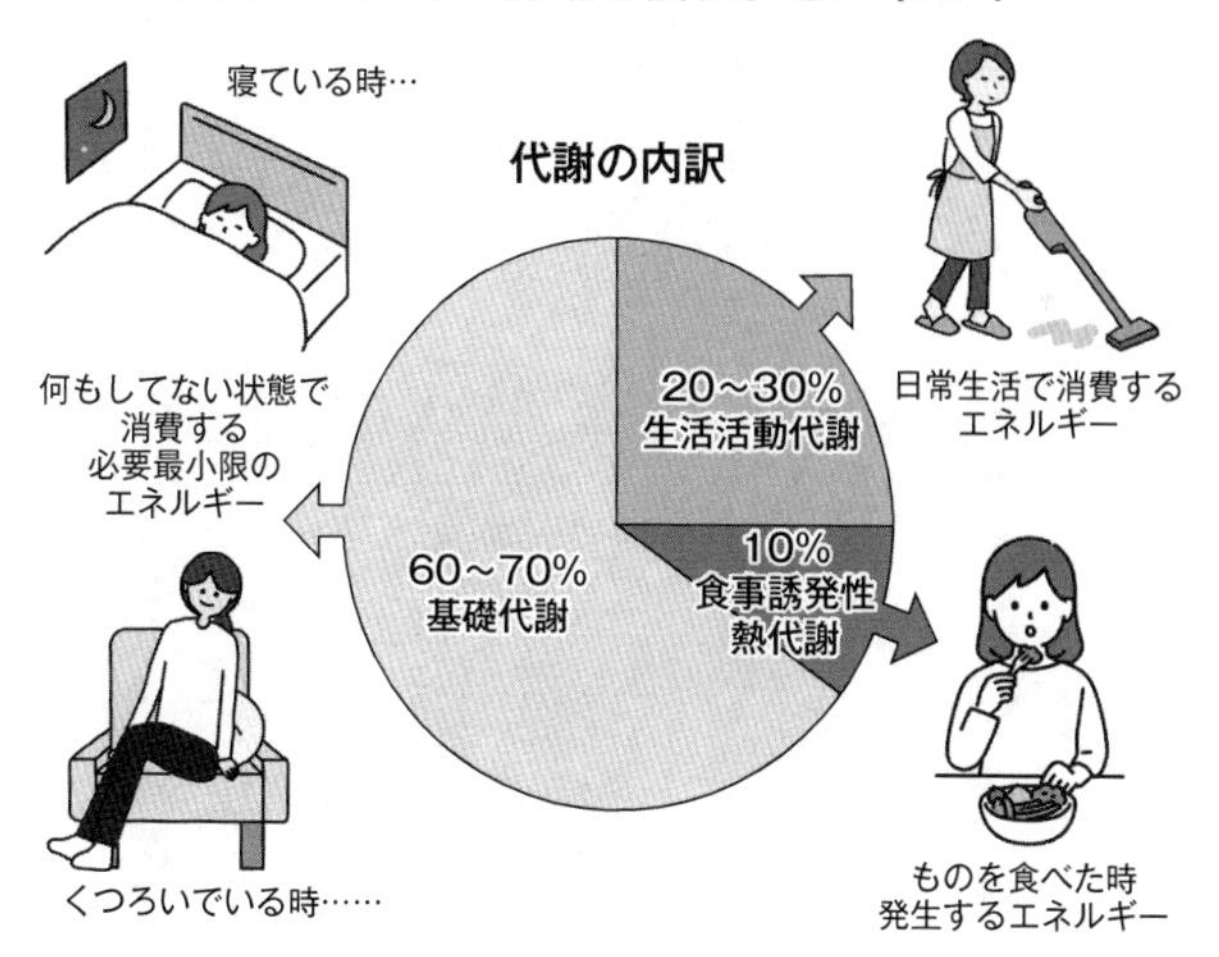

「食事誘発性熱代謝」は「食物誘発性体熱産生」とも言われます。食物が口に入り、そしゃくを始めると舌の味覚細胞や鼻の嗅覚細胞が刺激されて交感神経が興奮し、副腎髄質(ずいしつ)よりアドレナリンが分泌され、心拍数が増すことにより代謝が活発になり、体温が上昇してくるという働きによるものです。何か食べ始めて数分もすると体が温まってくるのはこのためで、食べたものがすぐエネルギーに変わるわけではないのです。

食事と運動量との関係

日本人の1日のエネルギー摂取量は、図表11を見るとこの70年間で、むしろ減少傾向にあることがわかります。

一方、運動で消費するカロリーは、図表12のように意外と少ないのです。

図表11 日本人の1日のエネルギー摂取量の推移

1人1日当たりの平均値(kcal)

1950年	1960年	1970年	1980年
2098	2096	2210	2084
1990年	2000年	2010年	2019年
2026	1948	1849	1903

出典：厚生労働省『国民健康・栄養調査』

図表12 運動で消費するカロリーの意外に少ない量

200kcalを消費する運動	運動の時間(分)
散歩	60
速歩	45
ジョギング	25
ラジオ体操	60
水泳	20
ゴルフ	50
なわとび	15
サイクリング	45
テニス	30
草取り	60
掃除	60
入浴	60

この図表は、ご飯一杯（約150キロカロリー）を少し多め（200キロカロリー）に食べた時、そのエネルギーを消費するために必要な運動の時間を表わしています。

さて、体重1kgを落とすには、何キロカロリー消費すればよいのでしょうか。
体の脂肪組織は、純粋な脂肪＝80％と水分その他の成分＝20％より成り立っています。

「脂肪1g」は「9キロカロリー」なので、体脂肪＝「1kg」＝「1000g」を燃焼するには、

9×1000×0・8＝7200キロカロリー

を消費しなければなりません。

例えば「1カ月に2kg」の減量を目指すのなら、

7200×2＝14400（キロカロリー）

の消費が必要です。

１カ月＝30日とすると、１４４００÷30＝４８０（キロカロリー）となり、「１日にご飯３杯分減らさないと、１カ月に２kgの減量はできない」ということになります。

42・１９５kmのフルマラソンを２時間30分で完走した場合の消費エネルギーは、「約２４００キロカロリー」なので、このフルマラソンを月に３日走ってやっと「体重が１kg落ちる」という「机上の計算」になるのです。

しかし、この数値はあくまで「運動している時間に消費されるエネルギー量」のことで、運動すれば運動後も筋肉細胞の活性は上昇し続け、基礎代謝の亢進（こうしん）にもつながるので、運動によるカロリーの消費は、「机上の計算」＋「α」カロリーということになります。

これらを鑑みると、加齢と共に基礎代謝が低下し、太ってくるのを防ぎ、健康によい適正体重を保つには、運動の量を増やすより食事の量を減らすことのほうがより重要であることがわかります。

■食べないと排泄現象が盛んになる

「少食」が寿命を延ばし、「高脂血症」「高血糖」「高体重（肥満）」など「高」のつく食べすぎ病、それから誘発される動脈硬化、高血圧、ガン等々の生活習慣病の予防改善に役立つことについては1章で述べました。

1日3回食べたいという人は、よくよく噛んで腹八分目以下、できれば腹七分目で食べられるとよいでしょう。3回食べても結果的に「少食」であるためには、次のことに気をつける必要があります。

（1）適正体重を保っていること

BMI〈Body Mass Index〈肥満指数〉＝体重〈kg〉÷身長〈m〉÷身長〈m〉〉で、「22」くらいの理想体重を保つこと。ちなみに「30」以上は「肥満」とされています。

日本人男性の平均体重／身長＝70kg／170cmとすると、ＢＭＩ＝70÷１・７÷１・７で、「24」くらいになります。

（２）「高脂血症」「高血糖」「高尿酸血症（痛風）」、その結果誘発される「高血圧」など「高」のつく「食べすぎ病」がないこと

（３）各食後に「だるさ」や「眠気」を感じないこと

過食をすると、胃腸を動かし、消化・吸収を行うために胃腸に多くの血液が集まり、その分、脳への血流の不足（眠気）、手足への血行の不足（だるさ）を招きます。

適正な食事の量とは、「食後に『だるさ』や『眠気』を感じない量」と肝に銘じて下さい。

朝から食欲のない人、あっても「高脂血症」「高血糖」「高体重」など「高」のつ

く食べすぎ病で悩んでいる方は、朝食を思い切って抜いてみられるとよいでしょう。

朝、起床時は「吐く息が臭い」「目ヤニや鼻づまり（鼻汁）がある」「尿の色が濃い」等々、体内、血液内の老廃物の排泄時間帯です。

1日から数日の断食をすると、右記の排泄現象のほか、舌苔（ぜったい）の出現、発疹（が出る人がいらっしゃる）、腹痛のない下痢などの排泄現象が旺盛になります。人体には「吸収（食べること）は排泄（大・小便）を阻害する」という生理学上の鉄則があり、「逆もまた真なり」で、「食べないと排泄がよくなる」からです。「断食する」は英語で〝fast〟、朝食は英語で〝breakfast（ブレックファスト）〟（fast＝断食を、break（ブレイク）＝やめる）という意味です。

夜間就寝中は誰しも「食べない＝断食している」から、朝は排泄現象が旺盛なのです。

排泄現象は体内、血液内の老廃物（漢方医学で言う〝血液の汚れ〟）を体外に出し、

「万病一元、血液の汚れから生ず」（漢方医学）と言われる「血液の汚れ」を浄化している状態なのです。

よって、朝から食欲のない人、「高」のつく持病のある人は、思い切って朝食を抜いてみるとよいのです。

「朝食を抜く」と言っても、人体を構成する60兆個の細胞の唯一の活動源である「糖」を補えば、空腹感は全くなく、午前中の活動に何の支障もない、それどころか、消化・吸収のために血液を胃腸に集める必要はなく、脳や手足に存分の血液が巡っていくので、むしろ脳は冴え、体の動きも活発になるものです。

私がこの50年間「朝食抜き」の生活で、寝込むような病気は１回もしたことなく、健康保険もここ30年は１回も使ったことがないという超健康体を維持していることが、何よりの証拠です。

■石原式1日2食の少食生活

今まで1日3食の食事をされてきた方におすすめなメニューを紹介しましょう。

〔朝食〕

人参・リンゴジュース（人参2本、リンゴ1個を刻みジューサーで作る）2杯

または熱い紅茶にすりおろし（または粉末）生姜と黒糖（またはハチミツ）を、ご本人が「旨い！」の思われる量入れて作る生姜紅茶2杯

または人参・リンゴジュースと生姜紅茶：それぞれ1〜2杯ずつ

これらで、糖分とビタミン、ミネラルを補う。

〔昼食〕

そば（とろろそばがベスト）、うどん、パスタ、ピザ、ご飯などを「眠くならない」「だるくならない」程度の量食べる。

〔夕食〕

ご本人のお好きなものを何を食べても可。アルコールも、「旨い」を感じられるものを飲んで可。ただし、加齢と共に、日本の伝統食や後述する二木謙三博士の説に則った食事をされるのが望ましい。

なお、日中空腹を感じたら、ハチミツ、黒砂糖を直接なめるか、紅茶に入れる、チョコレートを食べることで糖分を補うと、空腹感はすぐ失せます。「空腹」は血糖が下がった時、「満腹」は血糖が上昇してきた時、脳の空腹中枢や満腹中枢が察知する感覚なのですから。

持病があっても少食生活はできるのか

《1》糖尿病

終戦（1945年）後しばらくの間、日本には500人くらいしかいなかったとされる糖尿病およびその予備軍が、今では2000万人以上いるとされています。明らかに食べすぎ病、運動不足病なのです。

血糖の40%を消費してくれる筋肉を、「交通機関の発達によるウォーキング量の減少、家電製品の普及による家事労働の省力化」により、あまり使わなくなったのに、食事は1日3回きちっと食べることが要因です。

先日、私のクリニックを訪れた60歳代後半のご婦人は、「HbA1c」（ヘモグロビンA1cのこと。2〜3カ月の血糖の平均を表わし、「6・2」未満が正常）が、抗糖尿病薬3種を飲んでも「7・0」より下がらず、「生活を改善して、薬と無縁の生活をしたい」とおっしゃいます。

そこで早速、「石原式少食」＋「朝のウォーキング」の実践を約束し、薬の服用も、朝、空腹時の血糖値を測定しつつ、その上昇がなかったら、1カ月単位で一種類ずつ減薬してもらうことにしました。

3カ月間「1日2食＋ウォーキング」を実践したところ、血糖値も安定したので、かかりつけ医を訪ねたところ、「HbA1c＝6・0」に低下、主治医は、「薬が効いてますね」と満足顔。「実は、薬の服用をやめて1日2食の生活をしている」と言ったところ、主治医が急に怒り出し、「HbA1cが下がればいいというものではない。そんなことするならオレはもう診ない」とおっしゃったそうです。ただ、糖尿病の患者さんが同じ食生活をして、同じように成功するとは限らないので、「2食生活」を実践される時は、話を十二分に聞いて下さる、信頼できる医師と十分に話し合われる必要がありますが……。

もし自己流で実践された場合、朝は人参ジュースか生姜紅茶しか摂られず、抗糖尿病薬を服用されると、低血糖発作（頻脈、手足のしびれ、失神などの症状が表れ、高血糖より低血糖のほうが危険）を起こす恐れがあるからです。

次に紹介する45歳、会社社長I・Sさんは、超肥満であったこと、糖尿病薬を服用していなかったので、1日2食生活により、中等度以上の糖尿病（HbA1c＝10・4）が、大幅な減量により改善した症例です。減量により、総コレステロール、悪玉コレステロールの減少、善玉コレステロールの増加、脂肪肝（AST／ALTの上昇）の改善が見られています。

クリニックにおいでになったI・Sさんの状態は、2016年10月の初診時、身長171cm、体重125kgでした。

主な症状の訴えは次のようなものです。

①下痢
②頻尿
③多汗

・血液検査上の診断
①脂肪肝
②高脂血症
③重度の糖尿病
④多血症

そこでI・Sさんに、「体重の60％が水分であるので日頃、お茶、水、コーヒーを多量に飲むことが肥満（水太り）の大きな原因です」と説明しました。

雨にぬれると体が冷えるように、体内に余分な水分が貯留（ちょりゅう）すると、体が冷えます。人体の諸臓器は、体温で種々の反応や働きをしているのですから、体が冷えると、体内の余分な水分を汗や下痢（水様便）で体外へ排泄して、体を温めようとするのです。

よって、次のようなアドバイスを実践してもらうことにしました。

①不必要な水分は飲まない
飲むなら、体を温め利尿作用もある紅茶（冷たくても可）を飲む。

②「石原式基本食」による食事療法
〔朝〕人参・リンゴジュースか生姜紅茶1～2杯
〔昼〕そば
〔夜〕アルコールを含めて、何でも可

以後、6カ月以上、音沙汰がなかったのですが、2017年5月に、再診された時は、目を疑いました。33kg減量されて、92kgになっておられ、血色もよく、動作

図表13 I・Sさんの血液検査データ

検査項目	検査内容	2016年10月	2017年5月	標準値
総蛋白		8.3	7.4	6.7-8.3g/dℓ
A/G比		1.24	1.46	1.1-2.1
アルブミン		4.6	4.4	3.8-5.2g/dℓ
肝機能	GOT/AST	100	32	10-40μ/ℓ
	GPT/ALT	83	21	5-40μ/ℓ
	ALP	230	174	38-113μ/ℓ
	γ-GTP	169	83	0-70μ/ℓ
	Ch-E	536	351	242-495μ/ℓ
	LAP	66	69	35-73μ/ℓ
脂質	総コレステロール	231	212	150-219mg/dℓ
	HDLコレステロール	52	77	40-86mg/dℓ
	LDLコレステロール	147	106	70-139mg/dℓ
	中性脂肪	171	147	50-149mg/dℓ（空腹時）
腎機能	尿酸	6.6	5.3	3.7-7.0mg/dℓ
	尿素窒素	7.7	10	8.0-22.0mg/dℓ
	クレアチニン	0.69	0.58	0.61-1.04mg/dℓ
糖尿病	HbA1c	10.4	5.5	4.6-6.2%
血球	赤血球数	609	503	427-570（$\times 10^4$/μℓ）
	血色素量	18.2	15.7	13.5-17.6g/dℓ

もキビキビとし、全体的にとても若々しくなっておられたのです。この間、「化学薬品の服用はない」とのことでした。

さらに、検査成績を見て再度びっくり。

脂肪肝も高脂血症も、重症の糖尿病も、完璧に治癒していたのです。

「1日2食以下」「減量」「人参・リンゴジュース」「生姜紅茶」の偉大な治癒力に、この健康法を長年、唱えてきた私もびっくりしているところです。

2016年10月13日の血液検査の解説

①A／G比について

A／G比とは、アルブミン（肝臓で合成される栄養タンパク）／グロブリン（病気の時、白血球で作られる免疫タンパク）の割合のことで、「値が低い」ほど、栄養状態、免疫状態が悪いことを示します。

②肝機能について

ＧＯＴ（ＡＳＴ）やＧＰＴ（ＡＬＴ）値の上昇は肝細胞の破壊が大きいことを示します。

Ｉ・Ｓさんの場合、総コレステロールは２３１、ＬＤＬ（悪玉）コレステロールは１４７、中性脂肪は１７１と「高脂血症」なので、肝細胞の破壊は脂肪が原因（脂肪肝）と推定されました。

またγ-ＧＴＰ値の高さ１６９からは、日頃飲酒が多いことが、うかがわれます。

③腎機能について

腎機能は、超肥満状態の時も、正常値に保たれており、尿酸値（痛風のモト）も正常でした。

④「HbA1c」値について

1～2カ月の血糖の平均値を表わす「HbA1c」値は10・4と異常高値で、中等度～重度の糖尿病状態を示しています。

普通の医療機関なら、即、インスリン注射か経口糖尿病薬数種類の処方がされるほどの糖尿病です。私も、当初、それをすすめました。

⑤血球について

赤血球、血色素ともに多く、血栓症（脳梗塞や心筋梗塞）が、非常に起こりやすい状態でした。

2017年5月9日の数値

①A／G比について

A／G比は1・24↓1・46と上昇。食事量を減らしたのに栄養・免疫状態とも良好になったことを意味しています。

②肝機能について

アルコールは、この7カ月、ほぼ同量飲まれていたようですが、肝臓でのアルコール代謝力が増強したのでしょう。γ‐ＧＴＰは83と、もう一息で正常のところまで、低下しています。

動脈硬化を促進する総コレステロールは２３１→２１２、ＬＤＬ（悪玉）コレステロールは１４７→１０６、中性脂肪は１７１→１４７と低下（正常化）したのに、動脈硬化を防ぐＨＤＬ（善玉）コレステロールは52→77と上昇！

肝機能値は完全に正常化されていました!!

③腎機能について

腎機能の直接の指標となるクレアチニンは、０・69→０・58（低いほど腎機能良好）と低下し、痛風のモトの尿酸も6・6→5・3と低下しています。

④「HbA1c」値について

いきなり「インスリン療法」がなされてもよいくらいの中等度〜重度の糖尿病が、「HbA1c」値10・4→5・5と完全に正常化しました！

⑤血球について

赤血球は609→503、血色素18・2→15・7と多血症も正常化し、血栓症のリスクも回避されています！

糖尿病の人で、1日3食を食べたい人、薬服用の関係で1日3食を食べる必要のある人は、よくよく噛んで少食を心がけられ、その他に、次のような食事がおすすめです。

（1）スライスした玉ネギとワカメでサラダを作り、醤油味ドレッシングをかけて食べる。玉ネギに含まれる「グルコキニン」が血糖を下げ、ワカメの中の食物繊維が腸から血液への糖の吸収を妨げてくれる。

（2）エビ、カニ、イカ、タコ、貝など魚介類に含まれる「タウリン」には血糖降下作用があり、同じく亜鉛はインスリンの成分になり、抗糖尿病作用があるので多食すること。

（3）血糖の40％は筋肉で消費されるので、毎日ウォーキングはじめ、ご本人が好きな、やってみて気持ちのよい運動を継続する。

（4）湯船に入る入浴も体温を上げ、血糖を消費してくれるので、シャワーですませず、入浴、温泉浴、サウナ浴を励行する。

《2》ガン

ガン細胞が1個体内に発生し、CT（コンピューター断層撮影）やMRI（磁気共鳴画像診断）やＰＥＴ（ポジトロン断層法）などの西洋医学の優秀な機器が診断できる最小の大きさ、直径０・５㎝＝１ｇ＝ガン細胞10億個になるまで、約20年かかるとされています。

１章で述べたように、ガンは食生活の欧米化により、肺ガン、大腸ガン、すい臓ガン、乳ガンなどの欧米型のガンが増加しています。

１９７５年のガン死者数は約13万人、医師数も約13万人、２０２１年のガン死者数は約38万人、医師数は約34万人。

この50年で医師数が倍増し、ガンの研究も格段に進歩したのですから、ガン患者・死者数は減るのが当たり前でしょう。しかし、実際には増加しているのは、西洋医学はガンという（20年かかって起こる超慢性の病気）結果を、手術で摘出したり、放射線で焼却したり、抗ガン剤で抹殺したりしているだけで、その原因となる食生活などに対しては全く考えを向けようとはしないからです。

ガンは治療するより予防することのほうが重要です。しかし、ガンにかかってしまった患者さんから相談を受けた時、私はこう答えます。「ガンをはじめ、どんな病気も健康ではないから起こるのですから、西洋医学の治療と並行しつつ、自分の健康のレベルを上げるよう努力して下さい。食生活の欧米化により、ガンのタイプも欧米化しているのですから、なるべく和食中心の食生活にすること。過食がガンを誘発し、少食はガンに抑制的に働くのですから、十分すぎるくらい嚙んで少食を心がけること、そしてウォーキングをはじめ、筋肉運動を励行すること。筋肉からは〝マイオカイン〟（後述）というホルモンが分泌され、ガン細胞に抑制的に働くためです」と。

１９９０年からアメリカ国立ガン研究所が行っている、デザイナー・フーズ・プログラム（図表14）は、ガン予防効果の可能性があるとされる約40種の食物の重要度の度合いにより「ピラミッド形式」で表わしたものです。

本著の中で述べているニンニク、人参、生姜、大豆にガン予防効果があることがわかります。

キャベツには「スルフォラファン」という抗ガン物質が含まれています。人参（2本）、リンゴ（1個）にキャベツ50〜100gを加えたジュースを愛飲され、かつ「キャベツの千切り＋かつお節＋醤油」や「キャベツの浅漬け」を多食されるとよいでしょう。

また、ガン細胞は熱に弱いこともわかっています。一説によるとガン細胞は、体温35・00℃台で最も増殖し39・6℃以上になると死滅するというのです。日頃、入浴、サウナ（お好きなら）、運動などで汗（が出る頃には1℃体温上昇）をかくことを習慣にすることも大切です。

日本人の死因1位に居座り続けているガンの原因の1つに、この60年間で約1℃下がった日本人の低体温化もあげてよいでしょう。

1957年の日本人の脇の下の平均体温は「36・9℃」、今の日本人のそれは「35・8〜36・2℃」と約1℃低体温化しています。

その大きな原因として、次のようなことが考えられます。

図表14 ガン予防の効果がある食品のピラミッド

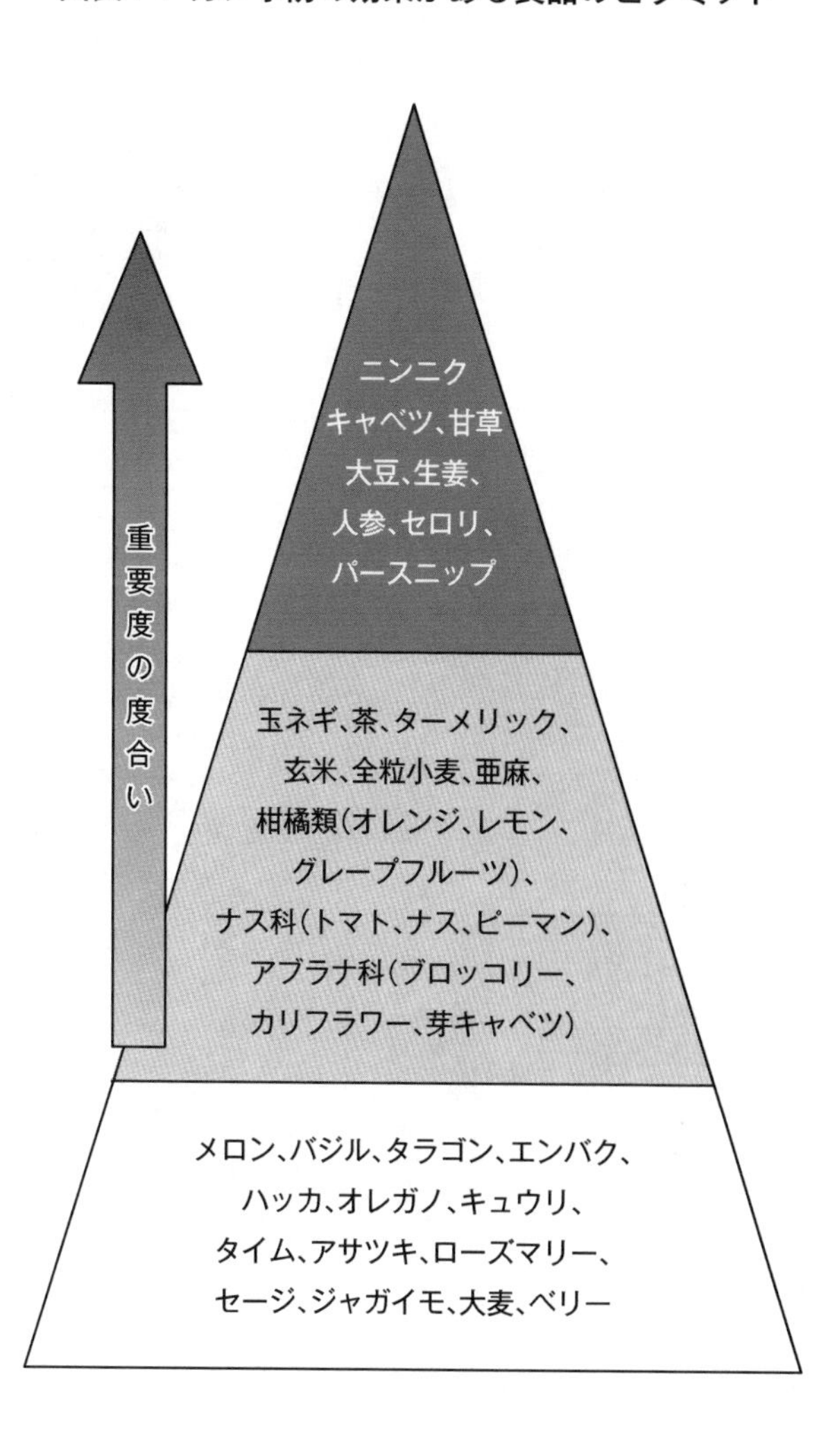

（1）すでに述べたように、ウォーキングや家事労働の減少で、人体最大の産熱器官の筋肉を動かす機会が減ったこと。

（2）暖房設備が十分でなかった時代、体を温める力を強力にもつ塩を沢山摂って寒い冬を凌いでいた東北の人々に、高血圧、脳出血が多発していたということで、全国的に減塩運動が展開されたこと。

（3）1960年以降、肉、卵、牛乳、バターに代表される欧米食＝高脂肪食の摂取が増加すると共に、脳血栓（梗塞）、心筋梗塞という血栓症が増加したため、「血液をサラサラにするために」と、なるべく多くの水分を摂るように医学的指導がなされていること。

　雨にぬれると体が冷えるし、「冷却水」という言葉もあるように、不必要な水分を摂ると体が冷えます。3分止められると死にいたるほど大切な酸素（空気）も、吸い込みすぎると痙攣、失神を起こすことがあります。よって、息は呼いてから吸う（呼吸）のが健康の原則なのです。水分も入浴、サウナ、運動などで汗

図表15 体を冷やす食物と体を温める食物

	体を冷やす食物 （青·白·緑）	体を温める食物 （黄·赤·黒）
動物性食品	牛乳	チーズ、魚、肉（とくに赤身）、塩シャケ、魚介類（エビ、カニ、イカ、タコ、貝……）メンタイ、チリメンジャコ
炭水化物	うどん、そうめん、白米、白パン	そば、ラーメン、パスタ、玄米、黒パン
豆類	大豆、豆腐、豆乳	小豆、黒豆、納豆、ゴマ（とくに黒ゴマ）、マーボー豆腐
野菜類	葉菜類	根菜類、海藻
果物	南方産（バナナ、パイナップル、マンゴー、柑橘類……）	北方産（リンゴ、桜ん坊、ブドウ……）イチゴ
茶	緑茶、麦茶	紅茶、番茶、ハーブティー、コブ茶
甘味	白砂糖、洋菓子	黒砂糖、ハチミツ、和菓子、チョコレート
調味料	酢、マヨネーズ	黒酢、塩、味噌、醤油
アルコール	ビール、白ワイン、ウイスキー（オンザロック）	黒ビール、赤ワイン、梅酒、紹興酒、日本酒（とくに熱燗）、焼酎（湯わり）、ブランデー

図表16 体を冷やす食物も加工すると温める食物になる

《熱・発酵》 牛乳（白）──→チーズ（黄）
《発酵》 緑茶（緑）──→紅茶（赤～黒）
《太陽光》 大根（白）──→切干し大根（黄） 《圧力・塩・発酵》 ──→タクアン（黄）
《熱・塩・発酵》 大豆（黄白色）──→納豆、味噌、醤油（茶～黒）
《熱・塩》 白米（白）──→チャーハン（黄）
《塩・圧力》 白米（白）──→おにぎり（固）

（を出すようなことをすると尿も多く出る）を出して摂ることが健康な水分の摂り方です。

（4）体を冷やす食品の摂りすぎ。

西洋医学・栄養学的には、食物の価値は含有の栄養素（タンパク、脂肪、糖、ビタミン、ミネラル）や含有カロリーで決まり、食べると体が「冷える」とか「温まる」などという概念はありません。しかし、たとえ同じような食物で同じカロリーでも、食物の外観が青・白・緑（冷色）のものは体を冷やし、赤・黒・橙（だいだい）（暖色）のものは体を温めます。漢方医学では前者を陰性食物、後者を陽性食物と峻別（しゅんべつ）して、健康増進や病気治療に応用してきました。

体を冷やす食物も、熱や太陽光、塩、圧力を加えたり、発酵させたりすると、体を温める食物に変わります。

《3》高血圧

高血圧は、次のような要因を西洋医学が原因として指摘しています。

①塩分の摂取過剰

塩（辛い食物）を摂ると、血液に吸収された塩（Ｎａｃｌ（塩化ナトリウム）のＮａ＝ナトリウム）が周辺の組織から水分を引き寄せ（吸湿性）、血液中の水分量が多くなり、結果的に血液量が増加する。多くなった血液を、心臓は力を入れて押し出そうとする。つまり血圧が上昇する。

②動脈硬化

肉、卵、牛乳、バターなどの欧米食（高脂肪）、炭水化物（糖）の摂りすぎにより、増加した血液中のコレステロール、中性脂肪、尿酸、糖などの栄養過剰物質や老廃物は、血管の内壁に沈着して動脈硬化を惹起して、血管が細くなる。細くなった血管を通して、全身60兆個の細胞に血液を送り届けるには、心臓はより大きな力（高血圧）を必要とする。

③ストレス

心身へのストレスがかかると副腎髄質からアドレナリンが分泌され、血管が収縮して血圧が上昇する。

しかし、私は大きな要因が欠けていると思っています。それは下半身の筋力低下です。

50歳も過ぎる頃より、尻が垂れ下がり（臀筋の衰え）、太ももが細くなり……何となく下半身が寂しくなってきます。この頃より、高血圧、糖尿病、心筋梗塞や脳梗塞などの血栓症、ガンなどの、いわゆる生活習慣病が多発してきます。

体重の40％前後が筋肉で、その約70％が下半身に存在します。

筋肉の中には多数の毛細血管が存在しており、年齢と共に筋肉量が減少していくと、毛細血管（とくに下半身の）が消失していくのです。これこそが、最近流行の言葉「ゴースト血管」なのです。

例えば１５０㎜Hgという心臓の力（血圧）を、下半身の１００本の毛細血管で受けとめていたとします。もしその血管が50本に減少すると、血管抵抗が増して血圧が上昇します。

この下半身の筋肉量の低下こそ、年齢と共に増加する高血圧の一大要因であると、私は確信しています。

よって、高血圧の対策としては、次のことが効果的です。

（1）運動、入浴、サウナ（お好きなら）などで汗と尿の出をよくして塩分を排泄すること。尿の出をよくする人参・リンゴジュース、生姜紅茶を愛飲し、キュウリ（イソクエルシトリン）や小豆（サポニン）、ゴボウ（イヌリン）などの排尿促進効果のある食物を多食すること。
（2）欧米食（高脂肪）は少なめにし、動脈硬化を防ぐＥＰＡ（エイコサペンタエン酸）やＤＨＡ（ドコサヘキサエン酸）を含む魚類、タウリンを含む魚介（エビ、カニ、イカ、タコ、貝……）、海藻類、豆類などで作られる和食をしっかり食べること。
（3）ストレスは運動や入浴、趣味、適酒などで解消すること。
（4）ウォーキング、ハイキング、テニス、水泳、スクワット等々何でもよいので、可能な下半身の運動を励行すること。

《4》心疾患、脳血管疾患

欧米人の死因の1位の心筋梗塞、3位の脳梗塞は、心臓の筋肉や脳に栄養を届ける冠動脈や脳動脈に血栓が詰まって起こる血栓症です。

戦前（１９４５年以前）にはほとんど日本に存在しなかった心筋梗塞、脳梗塞（脳出血は多発していた）は、今や日本人の死因の2位と4位を占めています。

その原因として、１９６０年以降、急速に増えてきた欧米食（高脂肪）と筋肉運動不足があげられます。


〈予防改善法〉

（1）肉、卵、牛乳、バター、マヨネーズなど、動脈硬化や血栓の要因となる高脂肪食品の摂取は少なくし、ＥＰＡやタウリンなど抗脂血・抗血栓作用のある成分を含む魚やその他の魚介類（エビ、カニ、イカ、タコ、貝、牡蠣……）をしっかり食べる。

（2）ニラ、ニンニク、ネギ、玉ネギ、ラッキョウなど、ユリ科・アリウム属の野菜は、血管を拡張して血流をよくするので積極的に摂る。

（3）セロリには血栓を溶かすピラジンが含まれているので、人参・リンゴジュースを作る時（80ページ参照）にセロリも50〜100g加える。

（4）適酒（日本酒＝2合、ビール＝中びん2本、ウイスキー＝ダブル3杯、ワイン＝グラス2〜3杯、焼酎＝湯わり2〜3杯）は、動脈硬化を防ぐＨＤＬ（善玉）コレステロールの肝臓での合成、血栓を溶かすウロキナーゼの血管内皮細胞での産生を促す。

（5）ウォーキングはじめ、適度な筋肉運動はＨＤＬコレステロールや血栓溶解酵素の産生を増やし血栓症を防ぐ。

《5》うつ、自律神経失調症、不眠症

うつ病や自殺は、ハンガリー、フィンランド、スウェーデン、ロシア等々の北欧の国々、日本では秋田県、新潟県、岩手県、青森県などの北国で多発します。

日照量が少ないこと、低気温（による低体温）が大きな要因とされています。う

つ（病）の人は体温・気温ともに低い午前中は「絶不調」、気温・体温とも上がってくる午後には「調子がよくなる」傾向があります。

不眠症に悩む人はほとんどが「冷え症」であるし、1日のうちで体温・気温が最低になる午前3〜5時に「早朝覚醒する」という特徴があります。

よって、端的に言うと、うつ病、自律神経失調症、不眠症などの精神的不調は、人類の平均体温とされる「36・5℃」に満たない人がかかりやすいと言ってよいでしょう。

〈予防・対応策〉

（1）シソ、生姜は「気を開く（うつ気をよくする）」作用があるので、うつ、自律神経失調症、不眠症等々に効く漢方薬「半夏厚朴湯（はんげこうぼくとう）」の主成分でもある生姜やシソを多用する。1日2〜3回、次のいずれかを飲用する。

・生姜紅茶（熱い紅茶に「旨い！」と感じる量の黒糖とすりおろし生姜〈または粉末

生姜〉を入れる）
・生姜湯（生姜紅茶の紅茶をお湯にしたもの）
・シソの葉入り生姜湯（青ジソの葉2～3枚を火であぶり、パリパリになったら手でもんで湯のみ茶碗に入れ、これにすりおろし生姜をしぼって10～15滴加え、熱湯を加える）

（2）すりおろし生姜をみそ汁、納豆、豆腐、そばなど、自分が「旨い！」と感じる量入れて食べる、シソの葉の天ぷら、シソの葉をみそ汁に入れて食べる等々、生姜三昧、シソ三昧の食生活をする。

（3）体を冷やす青・白・緑の食物（陰性食物）は避け、体を温める赤・黒・橙（陽性食物）の食物や塩分をしっかり摂る。

（4）入浴、サウナ浴で体を温め、ウォーキングほかの筋肉運動をし、体温上昇を図る。

（5）昼間は戸外で太陽光を浴びると、抗うつ効果がある「セロトニン」の脳内での産生分泌がよくなる。

《6》認知症

中心となる症状である記憶障害、見当識障害（場所や人物、日時がわからない）、認知機能障害（計算力、判断力の低下、言葉が思い出せない＝失語、着衣など順序が伴う一連の行動ができない＝失行）などの症状を中心とする「認知症」は、65歳から急激に増加し、今や日本の高齢者の5～6人に1人が患っており、現在約600万人、2030年には約700～800万人に増加する、とされています。

認知症のうち約70％が「アルツハイマー病」（アミロイドタンパクやタウタンパクが記憶中枢の海馬を中心に沈着）で、約20％が脳出血や脳梗塞で脳細胞の壊死が起こる「血管性認知症」、残り約10％が「レビー小体型認知症」（〝レビー小体〟という物質が生成されて脳細胞に沈着し、脳神経細胞が死滅する）ほかが続きます。

記憶・見当識・認知機能障害の具体的症状としては、次のようなものがあげられます。

①人や物の名前が出てこない。
②財布や物を置き忘れる（探し物が多くなる）。
③「ここはどこ?」「今日は何月何日?」など、場所や時間がわからなくなる、料理の手順がわからなくなる。
④同じことを何回もくり返して言う。
⑤「財布を盗まれた」などと疑い深くなる。
⑥物事に関心がなくなる、怒りっぽくなる、だらしなくなる、など全般的に節度がなくなる。
⑦複雑な話やテレビドラマのストーリーが理解できない。

■認知症になりやすい人、なりにくい人

〈なりやすい人〉

①高血圧、糖尿病（健康人の２倍）、肥満など生活習慣病のある人
②運動をしない人
③大酒飲み
④ヘビースモーカー
⑤難聴の人
⑥社会的に孤立している人
⑦高い地位の職業の人が退職した後や、愛するペットを失った後などの喪失感で心にポッカリ穴があいた人
⑧スマートフォンの使いすぎで考えることをしないことによる「スマホ認知症」

〈なりにくい人〉

①生活習慣病がない人

②ウォーキングなど運動習慣のある人

③適酒、禁煙を実行している人

④教育程度（学歴）の高い人

⑤余暇活動、知的活動（読書、日記書き、趣味に勤しむ）、社会活動（ボランティアほか）に積極的な人

⑥明るく楽天的で、楽しく仕事（朗働）をこなし、不平不満を言わず、周りの人々を幸せにする（利他行為に富んだ）人

認知症かどうかを判断する最も簡単なテストとして、1975年、米国のフォルスタイン夫妻が考案した「MMSE（ミニメンタルステート・エグザミネーション）」

図表17 MMSE（ミニメンタルステートエグザミネーション）

設問	質問内容	回答	配点（30点満点）
1	・今日は何年ですか？	年	各１点（合計5点）
	・今の季節は何ですか？	季節	
	・今日は何曜日ですか？	曜日	
	・今日は何月何日ですか？	月／日	
2	・この病院の名前は何ですか？	病院	各１点（合計5点）
	・ここは何県ですか？	県	
	・ここは何市ですか？	市	
	・ここは何階ですか？	階	
	・ここは何地方ですか？	地方	
3	物品名３個（桜、猫、電車など）		各１点（合計3点）
4	100から順に７を引く（５回まで）		各１点（合計5点）
5	設問３で提示した物品名を再度復唱させる		各１点（合計3点）
6	（時計を見せながら）これは何ですか？ （鉛筆を見せながら）これは何ですか？		各１点（合計2点）
7	次の文章をくり返す「みんなで、力を合わせて網を引きます」		１点
8	（３段階の命令）　各１点（合計３点） 「右手にこの紙をもって下さい」 「それを半分に折りたたんで下さい」 「それを私に渡して下さい」		各１点（合計3点）
9	次の文章を読んで、その指示に従って下さい		１点
10	何か文章を書いて下さい		１点
11	次の図形を書いて下さい		１点

がありますので、ご紹介しましょう。
前の図表にある質問をして、回答できた項目の合計点によって診断します。
27〜30点＝正常
22〜26点＝軽度認知症の疑いもある
21点以下＝認知症の疑いが強い

認知症に「空腹」が効く！

空腹（断食）の効能は、オートファジーと合わせて30ページで説明しました。

加齢と共に「海馬」に沈着して認知症の一大原因となる「アミロイドタンパク」や「タウタンパク」が、空腹（断食）によるオートファジーによって取り除かれることも明らかにされています。

また、空腹（断食）状態になると胃から「グレリン」というホルモンが分泌され、

「海馬」の領域の血行をよくして、「記憶力をよくする」「脳の働きをよくする」「認知症を防ぐ」ことも証明されています。

さらに、米国のマサチューセッツ工科大学のレオナルド・ガレンテ教授が2000年に発見した、「生物が飢餓状態になると活性化し、体の細胞の老化を防ぎ、寿命を延ばす働きをする」サーチュイン（長寿）遺伝子には、認知症の予防効果があることが明らかになっています。

このサーチュイン遺伝子は赤ワインやブドウの果皮などに含まれる赤紫色の色素「レスベラトロール」によって活性化され、認知症の予防効果があることが、ハーバード大学のデビット・シンクレア教授によって証明されています。

よって、私が提唱する朝は人参・リンゴジュースか生姜紅茶、昼はそば、うどん、パスタ、ピザ、ご飯などを眠くならない程度、夜は何を食べても可、年齢と共に和食中心がベター、という「少食」生活は認知症予防に適していることがわかります。

レスベラトロールを多く含む食品には、ブドウ、ピーナッツの皮、赤ワインなどがあります。

第3章

シニアこそ食事の質にこだわろう

■シニアこそ食べて欲しい食材

人体を構成する60兆個の細胞が主にタンパク質から構成されているのは常識です。

血液検査を受けると、「TP」（総タンパク）という項目があり、これは血液中のタンパク質のことで「6・7〜8・3g／dℓ（dℓ＝100mℓ）」が正常です。

総タンパク質は、アルブミン（60〜70％）とグロブリン（30〜40％）で構成されています。「Albumin（アルブミン）」は肝臓で合成され、別名「寿命予知タンパク」とも呼ばれます。アルブミンこそ、60兆個の細胞を作るタンパク質なのです。

「Globulin（グロブリン）」はよく耳にする免疫物質の「免疫グロブリン」のことで、病気が発生したり、体外からウイルスや細菌が体内に侵入すると、血液中の白血球（の一種のBリンパ球）が作り出します。

どんな病気も、少し慢性化するとアルブミン（A）は減少、グロブリン（G）は増加しますので、A／G比＝アルブミン／グロブリン〈正常値1・1～2・1〉は低下し「1・0」以下になることが少なくありません。

重症の肝炎などで、肝細胞から血液中に逸脱してくる酵素AST（GOT）〈正常値40IU／L未満〉ALT（GPT）〈正常値40IU／L未満〉がたとえ1000を越えても、アルブミン値が3・0g／dℓ以上を保っていれば「この患者は助かる」と見込めますし、AST、ALTが「100」前後でもアルブミン値が2・0g／dℓ未満だと「生命にかかわる危険がある」と私は判断しています。こうした点からアルブミンが「寿命予知タンパク」と言われる所以（ゆえん）なのです。

さて、このアルブミン値が、加齢と共に低下してくるので、「老人は肉をしっかり摂るように」というのが西洋医学の見解です。

しかし、これはあまりに短絡的な発想です。

肉の中のタンパク質が胃腸で吸収されて、血液により60兆個の細胞に運ばれてそのままタンパク成分になるわけではないからです。

胃腸で消化された肉のタンパク質はアミノ酸に分解され、肝臓でその人特有のタンパク質に再合成されるからです。

私が医学生の頃より、崇拝・尊敬していた血液生理学者の森下敬一博士は、１９２８年３月３日のお生まれ、１９５０年に東京医大を卒業され、血液生理学を専攻。実験と研究を重ね、骨髄で作られるとする赤血球、白血球、血小板などの血球が、腸で作られている様子を映像で写して証明されました。

「骨髄造血説を覆す腸造血説」という見出しで、１９５５年以降何回か『朝日』、『毎日』、『読売』などの大新聞の一面を飾ったこともあります。

１９６６年、１９６８年と１９６９年、衆議院科学技術振興対策特別委員会にガン問題参考人として招喚され、「食生活を正し、綺麗な赤血球（白血球・血小板）を腸で作らなければ、激増しているガン（死）は減らすことはできない……」という主旨の発言をされています。

しかし、一般の「正統医学」から「腸造血説」は一顧だにされなかったため、森下博士は、東京の本郷でお茶の水クリニックを開設されます。同クリニック（1970〜2019年）では、ガンをはじめ、難病・奇病を玄米食・菜食を中心とする食事療法で治療され、多大な実績をあげられました。

森下博士は「肉食（肉のタンパク質）で人間のタンパク質を作るのは、古着をほどいて上着を作るようなものだ。自分の体にピッタリ合った上着（タンパク質）を作るのは、生地から作る必要がある。その生地に当たるのが、大豆や魚、魚介などのアミノ酸組成の単純なタンパク質だ」とおっしゃっていました。

体重6000kgを誇る象、身長6mのキリン、我々に肉と牛乳を提供してくれる牛など、大型動物はみな草食です。草食用の平べったい歯しかもっていないからです。

一方、ライオンやトラなどの歯は、ほとんど尖っているので肉食しかしないわけです。

ことほど左様に、動物の食性は歯の形で決まっているわけです。

人間の歯は32本、うち20本（20／32＝62・5％）が穀物食用の臼歯、8本（8／32＝25％）が果物・菜食用の門歯、4本（4／32＝12・5％）が肉（魚、卵……）食用の犬歯です。

「アメリカ人にあまりにガン、心筋梗塞、脳梗塞、肥満が多く、このままでは医療費で国が潰れる」として、1975年、米国上院に栄養改善委員会が設けられ、医学者と栄養学者に食事と病気の関係を調べさせて、1977年に発表されたのがDietary Goals（アメリカの栄養の目標）です。

図表18に掲げますが、「食物のうち55〜60％を炭水化物にしなさい」という項目は、人間の歯が穀物（炭水化物）食用の臼歯を62・5％有しているという事実とほとんど一致しています。

「栄養の目標」を訳しますと次のような内容です。

図表18 米国の反省——上院より出された「栄養の目標」(1977)

The Seneta Select Committee on Nurtition and Human Needs has proposed "dietary goals" for the United States. These goals are:

1) increase carbohydrate intake to account for 55 to 60% of energy intake;
2) reduce fat consumption to 30% of energy intake;
3) modify the composition of dietary fat to provide equal proportions of saturated, monounsaturated and polyunsaturated fatty acids;
4) reduce cholesterol consumption to 300mg/day;
5) reduce sugar consumption by 40%;
6) reduce salt consumption to 3g/day.

The goals are to be achieved by increasing the consumption of: fruits, vegetables, whole grains, poultry, fish, skim milk, and vegetable oils; and by decreasing the consumption of: whole milk, meat, eggs, butter fat, and foods high in sugar, salt, and fat

（1）1日のエネルギー摂取の55～60％を炭水化物にすること。
（2）脂肪の摂取を30％まで減らすこと。
（3）脂肪のうち（肉などの）飽和脂肪酸と（魚や植物などの）不飽和脂肪酸の摂取の比率を同等にすること。
（4）コレステロールの摂取を1日300mgまでに減らすこと。
（5）砂糖の摂取量を40％減

らすこと。
（6）塩の摂取量を1日3gまでに減らすこと。

そして具体的には、果物、野菜、未精白の穀物、鶏肉、魚、スキムミルク、植物油の摂取を増やし、牛乳、肉、卵、バター、砂糖、塩、脂肪の多い食物の摂取を減らすことによって達成されねばならない、と明言しています。

二木謙三博士の年齢別食事論

二木謙三博士のお名前をご存じの方はほとんどいらっしゃらないと思いますので、先生のご経歴とご業績を以下に記します。

1873年、秋田佐竹藩の元藩医の家に生まれる。小学校入学が3年遅れるほど

20歳までは病弱で種々の病気を患ったが、玄米・菜食で健康に。

１９０１年、東京帝国大学医科大学卒業。その後ドイツに留学し、免疫の研究で当時世界最高の業績を残す。帰国後、赤痢駒込菌、鼠咬症病原スピロヘータを発見し、学士院の恩賜賞を受賞、東大内科教授、都立駒込病院長などを歴任、文化勲章（１９５５年）、勲一等瑞宝章（１９６６年）を授与される。１９６６年4月23日、93歳にて死去。


右記のような輝かしい業績を残された大医学者です。

二木博士は、玄米食を全国に普及されましたが、年齢による食事の仕方に対しても、独特の理論をもっておられました。


〈乳幼児〉

母乳で育てるのが理想であるが、仕方なく牛乳を用いる時は、玄米の重湯と牛乳をはじめは〈3対1〉で混ぜ、段々慣れてきたら〈1対1〉、次に〈1対3〉にしていくと子供は苦しまずに育つ。

〈満1歳前後の幼児〉

生後1年になると前歯が生えてくる。前歯4枚以上生えてくると、母の乳が適さなくなる。熟した果肉が最も適する。この頃に子供は庭に完熟して落ちている柿やリンゴなど赤色を帯びた果物をハイハイしながら獲得する能力が出てくるからである。

もう少し成長すると、米、野菜、芋類が適してくる。

〈6~7歳から15~16歳〉

この年齢になると果物、芋、野菜、米だけでは足りない。骨や歯が盛んに成長する時期なので、ミネラル分が必要になってくる。原始時代のこの年齢の子供達は、海に行っては貝類を、田んぼや小川に行ってはドジョウや小魚を獲って、家に持ち帰って火を通して調理してもらい、カルシウム、鉄、亜鉛などミネラルを体に補給した。

〈16歳以上の成人〉

16歳以上は成人である。人生で肉体的にも一番強い時期で、素手や簡単な道具でウサギやシカ、イノシシなどの動物も獲得する能力がある。よって成人は肉食も魚肉も何を食べてもよい。

〈40～60歳の初老時代〉

体力的に16歳以前に戻るので、16歳以前の子供と同じ食事に戻さないといけない。動物食は小魚や貝類などならよい。

〈60～80歳の中老時代〉

体力も低下し、並行して胃腸の消化力も衰えてくるので、米、野菜、芋類など植物食中心の食事に戻す必要がある。

〈80歳～１００歳〉

ほとんどの人が歯も抜け、消化力も落ちてくるので、１歳前後の幼児の食事に戻らなければならない。
玄米の重湯、みそ汁、野菜のスープなど、汁物が適する。

このように、生理的状態に適応した食事をとっているならば、１００歳まで健全に生きるものである。
１００歳になっても俗に言うボケることもない。頭の働きから肉体の働きまで、健全に生きることが人間の本性である。

〈以上、研文書院『食べ物と病気』〈二木謙三著〉１９６９年8月15日初版より〉

二木博士は、60歳以降は玄米、みそ汁、野菜の煮物などの玄米菜食の1日1食。90歳を過ぎても、1日10㎞以上を歩き、頭脳明晰、目、耳等不自由なところはなく、元気いっぱいであられたそうです。日本酒がお好きで、毎日1日1～2合を愛飲されていたとのこと。

光

$$6CO_2 + 12H_2O \rightarrow C_6H_{12}O_6 + 6O_2 + 6H_2O$$

（二酸化炭素）　（水）　　（ブドウ糖）　（酸素）　（水）

このような肉食なしの粗食、少食で、寿命予知タンパクの血液中「アルブミン」が保たれるのか、保たれるはずはない、というのが一般の医学・栄養学者の意見でしょう。

46億年前に地球が誕生した時は、動植物はもちろん、地球には有機物質さえ存在しませんでした。

その後、数億年を経て、二酸化炭素（CO_2）と水（H_2O）に光が作用して、ブドウ糖（$C_6H_{12}O_6$）というはじめての有機物質が作られます。

C（炭素）、H（水素）、O（酸素）の3元素から脂肪は簡単に合成されますし、N（窒素）やS（イオウ）が加わるとアミノ酸（タンパク質）が作られます。

よって草食（草のほとんどが炭水化物＝多糖類）動物の肝臓や腸で、ブドウ糖からいとも簡単に脂肪やタンパク質が合成されているからこそ、象、牛、馬、バッファローなどの草食動物はあれほど巨大な筋肉（タンパク質）と骨を維持しているのです。

人間の歯、草食用の臼歯（62・5％）、果菜食用の門歯（25％）からすると、人間も草食（穀菜食）動物に近いわけです。

人間の腸や肝臓でも、アルブミンが容易に合成されているのは、想像に難くないでしょう。

私が経営する人参ジュース断食で健康を増進する施設で、「断食の前後の血液検査の変化を知りたいので、採血をして下さい」という方が時々いらっしゃいます。

断食後は高脂肪や高血糖の減少はもちろんですが、人参・リンゴジュースというほとんど糖分とビタミン、ミネラルしか摂取しない「断食」後に、「アルブミン値が上昇する」人が沢山いらっしゃるのです。はじめはびっくりしていましたが、「糖から肝臓や腸でアルブミンが合成されている証左である」と、今では大いに納得している次第です。

私の東京のクリニックに時々受診される70歳代の御婦人は、某有名私立大学ご卒業の色白、細身の上品な方で、ちょっと食べすぎると、胃が痛くなるので一般の人々の食事量の3分の1から5分の1しか食べられず、ごく少食の毎日を送っておられます。しかし、当方のサナトリウムの売店で販売している種子島産の黒砂糖は大好物で、黒砂糖のみを食べて1日を過ごすこともあられるとのこと。「1人暮らし（ご主人が数年前に他界）なのに毎月大量の黒砂糖をサナトリウムに注文するので恥ずかしい」とおっしゃいます。

ごくごく少食で、黒砂糖で生きているような方なのに、先日の血液検査の結果、アルブミン値＝4・5g／dℓと栄養状態良好なのです。

黒砂糖の「糖」から肝臓や腸で存分にアルブミンが合成されているとしか考えられません。

ちなみに肝臓、腎臓、コレステロール、中性脂肪、貧血（赤血球）等々の検査の数値もすべて正常でした。

長寿地域のシニアが食べているもの

旧聞に属しますが、東北大学医学部教授だった近藤正二医学博士が、数十年にわたり日本全国津々浦々を調査してまわられて、1970年代までに次々と発表された研究結果を、かいつまんで以下に述べてみます。

「米どころは短命な地域が多い。その理由として、米飯は美味しいので、どうしても過食する傾向にある」

「石川県能美(のみ)市の旧久常(ひさつね)村では、70歳以上の男性は同じ女性の3分の1しかいないので、種々調べてみたところ、〝野菜は女の食べ物で、男が食べると笑われる〟ということがわかり、男性の野菜摂取量が少ないことが原因と判明」

「石川県の輪島の海女(あま)は短命であるが、三重県の志摩の海女は非常に長生きである。輪島の海女は肉好きで、肉と魚介類を中心に白米をたっぷり食べる。志摩の海女は、魚介類のほか、ワカメを毎日多食し、畑も耕して大豆を作り、大豆やゴマを常食している」

「三重県の熊野灘に面した海岸に『○○竈（かま）』とつく集落と『××浦』とつく集落が、ほぼ隣り合わせに散在しており、前者には長寿者が多く、後者には少ない。『○○竈』は平家の落人（おちうど）の末裔で、先住の漁民である『××浦』の人々と入村の際、磯のものの漁はしてよいが、漁業はしていけない旨の約束を交わしたため、前者は畑作物と海藻、磯のもの（魚介類）を常食として健康長寿であり、後者は魚と米を多食し短命である」

「岩手県の有芸村（うげい）（現・岩泉町）では豆腐は『山の魚』といって多食するため長寿者が多く、山梨県の鳴沢村でも、魚、肉を食べずに、味噌料理を3食ともに食べるので、長寿者が多い」

私は、長崎大学の大学院時代に、長崎県の種々の地域の、隣接している漁村・農村を対象にして、両村民の健康度、老化度を調査したことがあります。「すべて漁民が農民より健康度で優れ、老化するのも遅い」という結果が得られました。その理由として、「魚には動脈硬化を防ぎ、血栓を防いで血液をサラサラにし、血圧を下げてくれるＥＰＡやＤＨＡなどの不飽和脂肪酸が多く含まれているから」との結論に達しました。

しかし、この近藤正二教授のご研究の結果を鑑みると、魚が健康長寿に役立つのは、「海藻や野菜、大豆類を併せて十分に摂取した時」という条件がつくようです。

近藤正二教授の「長寿村・短命村」の条件をまとめますと次の７つがあげられます。

（１）米の偏食、大食の村は長寿者が少ない。

（2）野菜不足で、魚を大食する村は長寿者が少ない。
（3）長寿村では、魚と一緒に必ず野菜も十分に常食している。
（4）海藻常食のところは、脳卒中が少なく、長寿者が多い。
（5）気候が厳しいほうが長寿者が多い。
（6）労働がきついほうが長寿者が多い。
（7）ストレスが少ないほうが長寿者が多い。

日本人が長く食べてきたものは腸に合っている

最近は「健康長寿にとって、腸が甚大な働きをしている」という医学論文が多数出されています。

腸には、100種類、100兆個もの細菌が棲みついており、また免疫の主役を演ずる体内の全リンパ球（白血球の約30〜40％を占める）の約70％は腸に存在し、

「ある面、腸は免疫力の中枢」という概念も出されています。

1908年にノーベル医学・生理学賞を受賞したロシアのイリヤ・メチニコフ博士（1845〜1916）は、「コーカサス地方に100歳を越える健康長寿者が多いのは、マツオニと称するヨーグルトを多食しているからだ」と喝破しています。「ヨーグルトの中のビフィズス菌や乳酸菌などの善玉菌が、以下に述べるような種々の生理作用を有しているからだ」というものです。最近の医学では「ゴボウや人参、レンコン、海藻、竹の子……など日本人が多食してきた食物は、食物繊維が多く、善玉菌の棲家となり食餌（しょくじ）となって善玉菌を増やし、健康長寿につながる」ことも明らかにされています。

腸内善玉菌の働き

（1）ビタミンB_1・B_2・B_{12}・E・Kなどを合成する。

（2）タンパク質の代謝促進。

（3）消化・吸収の補助。
（4）外から侵入する病原菌（大腸炎や胆のう炎の原因菌など）の増殖防止。
（5）腸内での食物の腐敗の防止。
（6）腸内のリンパ球を刺激する。リンパ球はやがて血液中に運搬されて免疫の中枢を担う。
（7）発ガン物質の除去。

悪玉菌の害

一方、食べすぎ、食物繊維の摂取不足（精白食品の摂取過剰）、お腹（胃腸）の冷え、ストレス、運動不足、薬の摂取過剰などで、病原大腸菌、ブドウ球菌、プロテウス、カナバクテリウム、ウエルシュ菌……等々の悪玉菌が腸内に増えると、腸内でアミン、アンモニア、インドール、スカトールなどの有害物質が大量産生されます。それは、悪臭のあるオナラや便の排出（便は黒っぽくなる）で、端的に察知できます。腸内で悪玉菌の増殖が長期に続くと、次のような様々な心配が出てきます。

①大腸炎、胆のう炎など炎症性疾患の原因となる。
②デヒドロコール酸、アポコール酸など大腸ガンの発ガン物質が生成促進され大腸ガンを誘発。
③便秘や下痢、またはそのくり返し、腹満や腹痛を起こす。
④腸内の有害物質は肝臓に吸収されるので、肝臓の解毒機能に負担をかけ、肝炎、肝硬変、肝臓ガンなどの下地を作る。

日本人が伝統的に食してきた左記に示す食物は、食物繊維を多量に含み、また、腸内の善玉菌を増やす強力な作用があり、まさに健康長寿食と言ってよいでしょう。

［1］根菜類

漢方医学には、「相似の理論」という興味深い概念があります。「同じような形をしたものは、似たような働きがある」というものです。飛行機は鳥を模して作ってあるし、船は魚の形に似ています。

イギリスでも中国でも「クルミは脳の働きをよくする」とされていますが、「クルミに含まれているビタミンB_1・B_2が脳の働きをよくする」と科学的に考えるのがイギリス。中国では「クルミが脳の形に似ているから」と考えられているようです。

私が、スイスのベンナー病院に勉強に行った時、すい臓病の患者には、当病院の「主治薬」の人参2本・リンゴ1個で作る生ジュースに、インゲン豆のサヤで作ったジュースを加えていたものです。その理由を院長に尋ねたら、「インゲン豆のサヤはすい臓の形に似ているから」とのことでした。

下肢や腰の痛み・しびれ・むくみ、(夜間)頻尿、性力低下など下半身の症状に効く漢方薬に「八味地黄丸」というものがあります。その名の通り「八つの生薬」で構成されており、そのうち5つが山芋をはじめ「根の生薬」です。

「人間の下半身は、植物の根」に相似します。

相似の理論を見事に具現化した漢方薬と言ってよいでしょう。

足腰が弱ってくると、老眼・白内障・疲れ目、難聴・耳なり……など、目や耳に老化現象が表われてきますが、八味地黄丸は目や耳のこうした症状にも奏功します。

●胃腸の調子をよくする山芋

日本、台湾に自生するヤマノイモ科のつる性草本。山芋にはジアスターゼ、カタラーゼ、グルコシダーゼなどが含まれており、消化を促進します。また、山芋をはじめ里芋、ウナギ、納豆、オクラ等々、ヌルヌル、ネバネバ食品はムチンやムコタンパク質を含んでおり、タンパク質の吸収をよくし、滋養強壮効果を発揮します。

『神農本草経』（中国最古の本草書、紀元前後）には、「（山芋は）虚弱体質を補って早死を防ぐ。胃腸の調子をよくし、暑さ寒さにも耐え、耳、目もよくなり、長寿を得られる」とあります。漢方医学でも、胃腸、腎臓の働きを強化し、「消化を促進し、寝汗、下痢、頻尿、帯下（たいげ）、腹痛、咳、糖尿に効く」としています。

●人参は貧血予防にも効果的

セリ科植物。

外観が赤～橙色の暖色をした人参は、漢方の相似の理論からしても体を温め、年齢と共に減少してくる赤血球が原因で生じる貧血を防いでくれます。

「万病のモト」とされる活性酸素を除去する「カロテン」も大量に含まれているのも特徴です。

1982年、米国科学アカデミーは、ガンを防ぐ代表的な食物として「人参」をあげています。

1897年に設立され（1997年に閉院）、全世界から集ってくる難病・奇病の患者を食事療法を中心とした自然療法で治療していたスイス・チューリッヒにあったB・ベンナークリニックのmain therapy（メインセラピー）（主治療法）は、人参2本（約400g）とリンゴ1個（約300g）をジューサー（ミキサーではない）にかけて作る生ジュース（約480cc：コップ2・5杯）でした。

当時の院長リーヒティ・ブラッシュ博士に、「なぜ、人参・リンゴジュースが病気にそれほど見事に効くのですか」と尋ねたところ、「ガン、脳卒中、心臓病、糖尿病など、我々文明人を苦しめている病気は、タンパク質、脂肪、炭水化物（糖）の摂取過剰と、そうした栄養素を体内で利用・燃焼する時に必要なビタミン（約30種）、ミネラル（約100種）の不足が大きな要因です。人参・リンゴジュースにはビタミン約30種、ミネラル約100種類が完全に含まれています」という答えが返ってきました。

●ゴボウは腎機能が不安な人にピッタリ

ヨーロッパからアジアで栽培される熱帯地域原産のキク科の植物。

主にセルロースやリグニンなどの炭水化物（食物繊維）より成り、腸のぜん動を刺激して便通をよくし、また腸内の善玉菌の発育を助けます。その結果、腸内の余剰のコレステロール、中性脂肪、糖、発ガン物質、塩分などの排泄を促し、高脂血症（脂質異常症）、糖尿病、大腸ガンなどの予防改善に役立ちます。

同じく炭水化物の「イヌリン」には、腎機能を高めて排尿をよくする作用があります。『本朝食鑑』（１６９７年）に「ゴボウは男性の強精剤である」と書かれているのは、含有成分のアルギニンが精子の原料となり、男性生殖器の働きを強化するからでしょう。アルギニンは、女性の子宮、卵巣の働きをよくすることも明らかにされています。根菜であるゴボウが腎機能、生殖機能を高めるのは臍（へそ）より下半身に存在する臓器を強化する（相似の理論）と考えれば納得がいきます。

ゴボウは発汗作用や解毒作用にも優れているので、血液を浄化しニキビや発疹にも有効です。

●生活習慣病の予防に効くニンニク、玉ネギ、ラッキョウ

「ユリ科アリウム属」に分類され、あの独特の臭い成分（硫化アリル）、B_1・B_2・Cなどのビタミン、イオウ・リン・カルシウム・マンガンなどのミネラルが多く含まれており、左記のような効能が確かめられています。

①滋養・強壮・精力増強作用
②腎機能強化・利尿作用
③老化の予防効果
④血液循環促進、冠動脈血管拡張作用による虚血性心臓病（狭心症、心筋梗塞）、

高血圧の予防・改善
⑤抗糖尿病（含有成分のグルコキニンによる）
⑥殺菌作用
⑦強肝作用

●ガンからウイルスまで強力に病気を防ぐ生姜

生姜はインド原産で、紀元前2世紀には古代アラビア人により、インドから海上ルートで古代ギリシヤやローマにも伝えられました。

約1800年前の漢方の原典とも言うべき『傷寒論』（205年頃）には、「生姜は体内のすべての臓器を刺激して活性化させ、体を温める。代謝を調節し、体内の余分な体液（水毒）を取り除き、駆風（お腹のガスを排出）し、消化を助ける。心窩部（みぞ落ち部分）の膨満を防ぐのに役立つ……」とありますし、明時代に書かれた薬学書『本草綱目』（1596年）には、「生姜は百邪（万病）を防御する」と書かれています。
我々医師が処方する医療用漢方薬百数十種類のうち、約7割に生姜が含まれているのも納得できます。
「生姜」を意味する英語の〝ginger〟を辞書で引くと、
〔名詞〕①生姜
②元気、意気、軒高、気骨、ぴりっとしたところ
There is no ginger in him.（彼には気骨がない）
〔動詞〕①……に生姜で味をつける
②元気づける、活気づける、励ます、鼓舞する
とあります。イギリス人も生姜の効能を知悉していたということでしょう。
日本には3世紀頃、稲と共に伝播、平安時代の医学書『医心方』（984年頃）に

は、「平安貴族たちが生姜の薬効を認め、風邪薬として重用していた」と記載されています。

生姜の薬効の主役は、ジンゲロン、ジンゲロール、ショウガオールなどの辛味成分で、次のような多岐にわたる効能が科学的に明らかにされています。

（1）体を温める

血管を拡張して血流をよくし、また副腎髄質も刺激してアドレナリンの分泌を促して体を温める。

（2）免疫力を高める

好中球（白血球）を増加させ、その働きを促進する。

（3）抗菌、抗ウイルス、抗真菌作用

寿司屋のガリには食中毒を防ぐ意味がある。

（4）抗ガン作用

ガンも小さい腫瘍なら「空腹」や「発熱」により〝Apotosis〟（ガン細胞の自殺）が起こり、消滅することが明らかにされている。ジンゲロン、ジンゲロールはアポトーシスを促進する作用がある。

（5）発汗、解熱、鎮痛、消炎作用

アスピリンやインドメタシンなどの解熱・鎮痛剤とほぼ同様の効果。

（6）強心作用

ジギタリス（代表的な強心剤）と作用が酷似。

（7）抗血栓（心筋梗塞、脳梗塞）作用

（8）健胃・消化促進作用

生姜の精油の主成分であるジンギベレンには、強力なタンパク質消化作用がある。

（9）吐き気、めまいを防ぐ作用

（10）抗うつ作用

脳の血流をよくすることによる。

（11）強壮・強精・抗老化作用

ヨーロッパ医学を1000年以上リードしてきたイタリア、サレルノ大学の医学校の教科書には、「老人はもっと生姜を食べよ。そうすると、若い時と同様に愛し愛され、幸せな生活を送れるだろう」とあります。

【2】海藻

海藻を多食する地方には長寿者が多いことが、先ほど紹介した近藤正二教授のご研究からわかります。

海藻は、褐藻類（かっそう）（コンブ、ワカメ、ヒジキ、モズク）、紅藻類（こうそう）（浅草のり、テングサ）、緑藻類（りょくそう）（青ノリ）の3つに大別されますが、ワカメ、コンブ、ノリの3つで日本の全海藻の生産量の90％を占めています。

海藻にはタンパク質が平均して約10%含まれていますが、ノリは40%近くも含まれ〝高タンパク〟食品です。ノリに含まれる「タウリン」(遊離アミノ酸)には、降圧、強心、強肝、抗血栓、抗コレステロールなどの作用が知られています。

コンブに含まれるラミニン(アミノ酸)にも降圧作用が認められています。

海藻の脂質は2~4%でそのうちの「EPA」は高血圧、高コレステロール、高血糖などを下げる効果があります。

50%以上を占める炭水化物は、大部分が食物繊維で、整腸作用(腸内善玉菌の増殖、便秘、下痢の改善)のほか、腸内の余分なコレステロール、脂肪、糖、塩分、発ガン物質を大便と共に排泄してくれます。

褐藻類に含まれる「フコイダン」は免疫力を高めて抗ガン効果があることで有名です。

海藻にはビタミン類はA、B群(B_1・B_2・B_6)、C、Eなどが野菜の含有量よりずっと多く含まれ、とくにノリには、陸上植物にはほとんど存在しないビタミンB_{12}

（不足すると悪性貧血や神経障害をもたらす）も含まれています。

海藻には、ナトリウム、カリウム、カルシウム、亜鉛、鉄、マンガン、マグネシウム等々、人間の健康に必要な約１００種類のミネラルが含まれていますが、ヨードの含有量が多いことは特筆すべき点です。ヨードは甲状腺ホルモンの原料になり、新陳代謝を高め、若さと美肌を保つのに役立ちます。モズクに多く含まれるセレニウムには、強力な抗ガン効果があることがわかっています。

生命を産み、育んだ「海」の中の野菜である海藻の、我々人間の生命と健康に寄与する力は甚大なものがある、と言ってよいでしょう。

■［3］大豆および大豆製品

●大豆の脂質はコレステロールを下げる

中国北部原産で、日本には縄文時代に伝播。

1873年のウィーン万博に、日本は大豆を出品し、ドイツの科学者からその栄養の豊富さを絶賛され「畑の肉」と呼ばれるようになりました。

事実、大豆には牛肉と同様の必須アミノ酸がバランスよく含まれ、脂質は肉の脂質とは逆で、血中コレステロールを低下させるリノール酸やリノレン酸を含み、B_1・B_2・B_6・E・Kなどのビタミン類、カルシウムや鉄などのミネラル類、食物繊維も豊富に含まれています。

また、利尿を促し高脂血症を防ぎ、老化を予防するサポニン、脳の働きをよくするレシチンなど、健康増進成分も存分に含有しています。

ポリフェノールの一種の「イソフラボン」は、女性ホルモンに酷似した作用を発揮し、乳ガン、子宮体ガン、骨粗しょう症の予防・改善に有効です。

大豆タンパク質を構成するリジンやスレオニンなどの必須アミノ酸は、白米にはほとんど含まれていないので、ご飯とみそ汁、納豆、豆腐、醤油などの組み合わせは、栄養学的に最高のものと言えます。

●昔の高僧が長寿だったのは豆腐のおかげ？

豆腐は遣唐使らにより日本に伝えられ、寺院で精進料理として食べられていましたが、江戸時代になり一般庶民の食べ物になりました。

含有成分の素晴らしさは大豆と全く同じですが、消化吸収率がほぼ100％というのが豆腐の最大の特徴で、胃腸病の人、赤ちゃんやお年寄りには格好の栄養食品となります。

昔の高僧に、精進料理だけ食べて長寿を保つ人が多かったのも、この豆腐の栄養価のおかげだったと思われます。

『本草綱目』に「中を寛くし、気を益し、脾胃を和し、血を清め、熱を散ずる」（胃腸の働きをよくして気力を高め、血液を浄化し発熱を冷ます）と豆腐の効能が述べてあります。

●消化のよい納豆は老若男女の栄養食品

大豆を蒸し煮して枯草菌の一種の納豆菌をふりかけ、40〜50℃の部屋で約20時間発酵させて作ります。

納豆菌の力が強いほど「糸をよく引く」とされていますが、このことは大豆タンパク質の約10％がアミノ酸にまで分解され、消化がよくなっていることを示しています。

納豆が作られる過程で、プロテアーゼ（タンパク分解酵素）、アミラーゼ（でんぷん分解酵素）、リパーゼ（脂肪分解酵素）などの種々の消化酵素が作られるので、納豆は消化が極めてよく、老人、子供、病人にとっての最高の栄養食品となります。

納豆の「栄養学的特徴」や「薬効」は、次のように多岐にわたっています。

（１）納豆菌が腸内の悪玉菌や病原菌を殺し、善玉菌（ビフィズス菌）を増殖させることで、下痢や便秘、発ガン物質の発生を抑える。
（２）「ナットウキナーゼ」が血液をサラサラにし、血栓症（心筋梗塞、脳梗塞）の予防・改善をする。
（３）「ビタミンK_2」がカルシウムの骨への沈着を促して骨を強くし、骨粗しょう症を防ぐ。
（４）ムコタンパク質やアルギニン（精子の成分）が含まれており、強壮・強精効果を発揮する。
（５）納豆のタンパク質は、アディポネクチン（長寿者の体内に多く存在し、動脈硬化を防ぎ、高血圧、高血糖、高中性脂肪を低下させる）の合成を促進する。

（6）寿命を延ばしてくれる「スペルミジン」を多く含む。

（7）強肝作用や抗脂血作用を有するビタミンB_2やB_6が多く含まれる。

●味噌は乳ガン予防、美肌効果など女性に必須の食品

茹でてつぶした大豆に塩と麴菌を混ぜ合わせ、桶などに入れて重石を載せて発酵・熟成させて作られる日本独特の食品です。

『本朝食鑑』に「（味噌は）腹中を補い、気を益し、脾胃を調え、心腎を滋し、吐を定め、瀉をやめ、四肢を強くし、鬚髪を烏くし、皮膚を潤し……病後のやせ衰えを壮にする……酒毒および鳥魚獣菜菌の毒を解する……」とあり、味噌は〝万能薬〟と言ってよいでしょう。

最近の知見で、次のような作用が明らかにされています。

①乳ガン予防——フィトエストロゲンの作用。
②血中コレステロール低下作用——サポニンやレシチンによる。
③美肌効果——リノール酸がメラニンの合成を抑える。
④消化促進——消化酵素が存分に含まれる。
⑤整腸作用——腸内の善玉菌を育てる。
⑥タバコの毒を消す——ニコチンの解毒。
⑦疲労回復、造血作用——ビタミンB_{12}の作用。
⑧健脳作用——脳内の神経伝達に不可欠なコリンの作用。
⑨防腐作用——魚、肉、野菜などのみそ漬けは、冷蔵庫のない時代の貴重な保存食。

まさに万能薬としての面目躍如です。

「みそ汁は朝の毒消し」「味噌の医者殺し」は、数百年の経験から生まれた格言でしょう。

●抗酸化作用は赤ワインの約10倍もある醬油

大豆、小麦、塩、水を混ぜて、醬油麴菌で発酵させて作る独特の調味料。

熱い番茶に醬油と生姜汁（少量）をたらして飲むと、体が温まり、胃腸病、冷え、貧血を改善してくれます。

シンガポール大学のバリー・ハリウェル教授らは、醬油には老化や万病の要因とされる活性酸素を除去する「抗酸化力」が、赤ワインの約10倍、ビタミンCの約150倍もあることを実証しています。しかも「醬油は食後の血流をよくして、抗血栓（心筋梗塞、脳梗塞）作用がある」ことにも言及しています。

■【4】漬け物

●たくあんは腸の健康に効果的

食物繊維を多量に含み、腸内のビフィズス菌、乳酸菌などの善玉菌の増殖を助けて、整腸作用や免疫促進作用を発揮します。

また、大便の量を多くし、腸内の余分なコレステロール、脂肪、糖、発ガン物質を排泄し、生活習慣病予防の大きな味方になってくれます。

●お腹が弱い人の味方、梅干し

梅干しに含まれるクエン酸、リンゴ酸、コハク酸などの有機酸は、だ液や胃液の分泌を増して、食欲増進、消化促進に役立つほか、とくにクエン酸は疲労物質（乳酸）の燃焼を助けて、疲労回復を促してくれます。また、含有成分の「ベンズアルデヒド」や「安息香酸」は強力な防腐作用があるため、下痢や腹痛に奏功します。

私たちの幼少時の遠足の時の定番、「日の丸弁当」（ご飯に梅干し1つ）は、梅干しの殺菌・防腐作用の恩恵にあずかるためのものだったのでしょう。

コラム

梅醬番茶

生姜湯よりさらに保温効果が高く、下痢、便秘、腹痛（お腹がゴロゴロ鳴る）、吐き気などの胃腸病に即効するのが梅醬番茶だ。このほかにも、冷え性、疲れ、貧血、風邪、気管支炎、痛みの病気や婦人病にも絶大な効果を発揮する。

1日1～2回の飲用でよい（幼児や子供に与える場合は4～5倍に薄める）。

《用意するもの》

梅干し1個、醬油大さじ1杯、生姜のすりおろし汁少量、番茶

《作り方》

①種子を取り除いた梅干し1個を湯飲み茶碗に入れて、果肉を箸(はし)でよくつぶ

す。
②①の中に醤油を加えて、よく練り合わせる。
③生姜をすりおろして、ふきんでしぼったものを5～10滴、②の中に落とす。
④熱い番茶を注いで湯飲み茶碗いっぱいにし、よくかき混ぜて飲む。

●心疾患に効果的なラッキョウ（甘酢漬け・塩漬け）

含有成分の硫化アリルには、血管拡張、血栓溶解、強心作用があるので、狭心症や心筋梗塞の予防や改善に役立ちます。

含有成分の有機酸は抗菌力を有し、食中毒の予防になります。

●ワサビ漬け、奈良漬けは血圧が高めの人の味方

こうした「酒粕漬け」の酒粕の中の「ペプチド」には、降圧作用のほか、ガン細胞をやっつけるＮＫ細胞（白血球の一種）の働きを促進する作用も有しています。

●体を温め、善玉菌を増やすキムチ

これまで述べた漬け物の食物繊維の効能、善玉菌の増殖促進などの作用を有するほか、唐辛子の辛味成分「カプサイシン」が血管を拡張して体を温めてくれます。

■［5］魚介類

魚やその他の魚介類には以下のような素晴らしい効能がありますが、近藤正二教授の疫学調査からわかるように、その効能は海藻や野菜、大豆（製品）、ゴマなど

と共に食した時に高まり、白米と魚だけを多食すると魚の効能に浴せないばかりか、短命になることもありますので、要注意です。

●魚はメタボ、中性脂肪対策にピッタリ

魚のタンパク質の優秀性については、ビタミンB_1の発見者の鈴木梅太郎博士が1919年に「魚のタンパクの栄養価は、肉に劣らない」と発表しています。

タンパク質の良し悪しは、それを構成するアミノ酸の種類と割合が揃っているかどうかで決まり、理想のタンパク質は、「タンパク価＝100」の卵の白身のタンパク質です（蛋白（タンパク）＝卵白の意）。

魚類のタンパク価は「65〜95」で、牛肉の「80」、豚肉の「90」と比べて見劣りはしません。

①魚に含まれるビタミン、ミネラル類

カツオ、マグロ、ブリなどの血合肉にはA（目や皮ふの粘膜の強化、免疫力増強）、B群（疲労回復）などのビタミンのほか、鉄（貧血改善）、亜鉛（強精作用）などのミネラルが多く含まれています。

タイ、スズキ、サケ、クロダイ、ハモなど皮の旨い魚の背中の黒い部分は、ビタミンB_2（強肝・解毒作用）を多く含んでいます。

カルシウムやリンの吸収を促し、骨・歯を強くするビタミンDは、カツオ、イワシ、サバ、サンマ、ブリに多く含まれています。

骨・歯を強くするカルシウムは、言わずもがなではありますが、イワシの丸干し、煮干し、イリコ、シラス干しに多く含まれています。

②EPA、DHAなどの脂肪酸の作用

イ、血管を拡張して血圧を下げる。

ロ、血小板の凝集を抑制して血栓症（心筋梗塞、脳梗塞）を防ぐ。
ハ、血液中の中性脂肪や総コレステロールを低下させ、HDL（善玉）コレステロールを増加させ、動脈硬化やメタボを防ぐ。
こうした効能があるほか、とくにDHAは脳神経細胞に含まれており、脳神経の成長や働きにとって重要な働きをしています。

●お酒好きな人に食べてほしい魚介類（エビ、カニ、イカ、タコ、貝……）

良質のタンパク質（ちなみにタンパク価はイカ＝56、タコ＝52）を含み、含有脂質やカロリーは少ないので、格好のダイエット食品です。

海水中のミネラル約100種を凝集して含んでいるのが魚介類で、亜鉛（強壮・強精作用：とくに牡蠣、エビに多く含有）、カルシウム（エビ、カニに多く含有）、鉄・銅（造血作用：貝類に多く含有）などは魚介類から摂取されるのがおすすめです。

ビタミンB_1やB_2などのB群も、貝類に多く含まれています。

図表19　山村教授が測定したコレステロール含有率

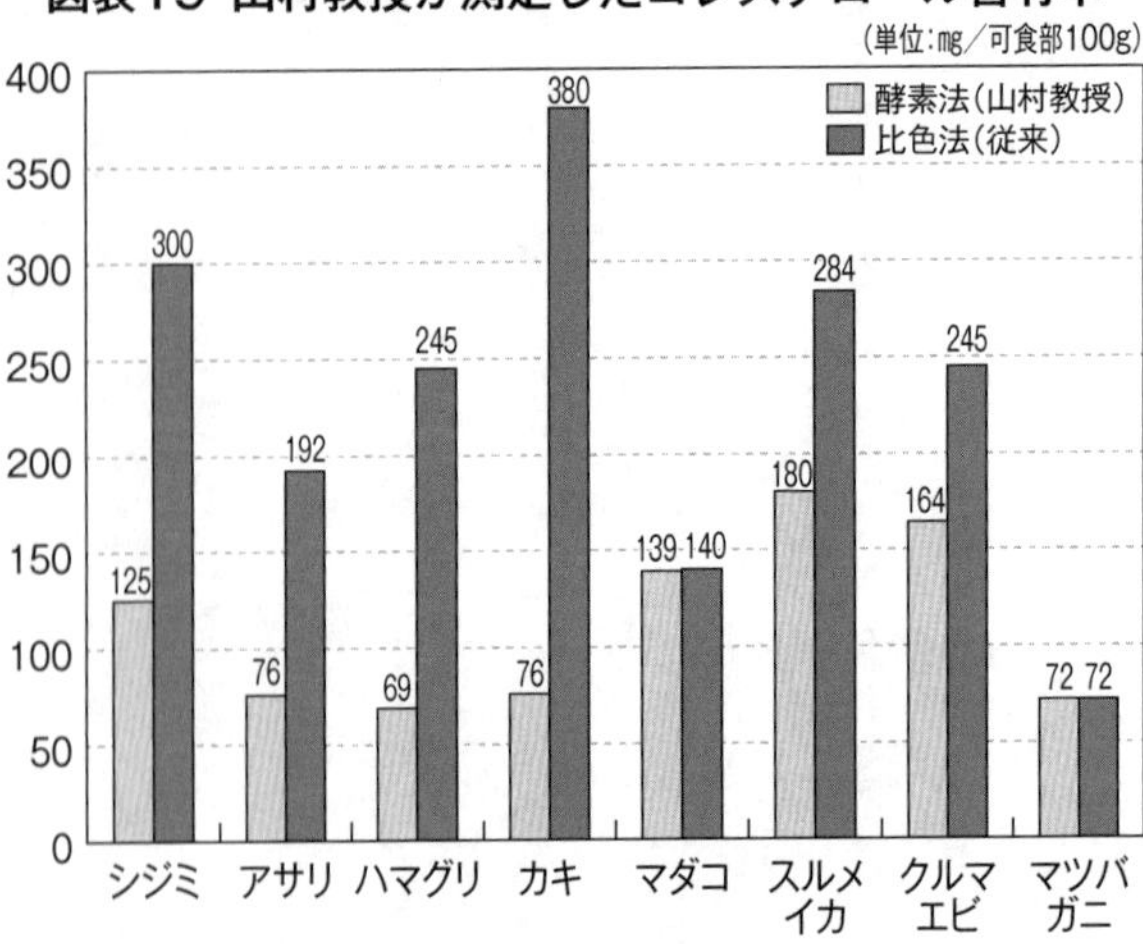

「エビ、カニ、イカ、タコ、貝類にはコレステロールが多く含まれている」といまだに信じている人がいらっしゃいますが、1977年に大阪大学の内科教授（後に学長）の山村雄一博士によって否定されています。

　それまでの「比色法」からより鋭敏な酵素法で魚介類のコレステロール値を測定したところ、コレステロール含有量は意外と少ないことがわかったのです（図表19）。

　こうした魚介類には、「タウリン」と

いう遊離アミノ酸が含まれており、

①コレステロール系の胆石を分解する。
②肝臓の解毒能を強化する。
③血液中のコレステロールを減少させる。
④強心作用を発揮する。
⑤不整脈を改善する。
⑥血圧を下げる。
⑦筋肉疲労をとる。
⑧精力を増強させる。
⑨アルコールの害を防ぐ。
⑩インスリンの働きをよくして糖尿病を防ぐ。
⑪視力の回復に役立つ。

などの多岐にわたる働きがあることが証明されています。

［6］お茶

ツバキ科の茶の木の新芽を蒸して、機械や手でもみながら乾燥させた「無発酵茶」が緑茶で、茶葉を萎（しお）れさせながらよくもみ、酸化酵素（ポリフェノールオキシダーゼ）の働きで発酵させた「発酵茶」が紅茶です。

お茶の成分には、

①カテキン……血液中のコレステロール、中性脂肪を下げる。

②エピガロカテキン……殺菌、殺ウイルス作用があり、胃腸病・ガンの要因のピロリ菌も殺す。

③カフェイン……強心・利尿作用、ストレス解消作用。

④テアフラビン（紅茶の赤い色素）……殺インフルエンザウイルス作用。

などの作用があるほか、活性酸素を除去する作用（抗酸化作用）も強力で、老化、ガン、動脈硬化などの予防に役立ちます。

中国では５０００年も前からお茶は「薬（くすり）」として用いられてきましたし、鎌倉時代に臨済宗を伝えた栄西禅師も、「茶は養生の仙薬であり、喫茶は延命の妙術なり」と『喫茶養生記』（１２１１年）に記しています。

第4章

健康習慣を取り入れて さらに元気に

自分が自分の主治医になる〈体調管理のポイント〉

私が初診の患者さんを診察する際にまず行う問診は、図表20のような項目です。

私のクリニックは、東京の下町で主に漢方薬のみを処方する自由（非保険）診療の零細クリニックですが、開設後40年も続いているのは、ほとんど検査に頼らず（時に血液検査や心電図、エコーをやることはありますが）、この問診（ほかには漢方医学独特の腹診を重視）で90％以上の診断を下し、的確な処方をしているからだと自負しています。こうした「問診」は、ご自分自身でも毎日またはご体調の悪い時に簡単にできるはずです。

もちろん、精密検査が必要と判断すれば、ほとんどの検査機器を備えた、大きな医療施設を経営する親友の医師に紹介しております。

図表20 診察する際の問診項目

問診内容	回　答
食　欲	（ ある ・ 普通 ・ ない ）
排　便	（ 便秘 ・ 正常 ・ 下痢 ）
排　尿	（ 頻尿 ・ 乏尿 ・ 夜間頻尿 ）
発　汗	（ 多汗 ・ 普通 ・ 無汗 ）
口　渇	（ お茶、水を多く飲む ・ 普通 ・ 飲まない ）
肩こり	（ いつもある ・ 時々ある ・ ない ）
頭　痛	（ いつもある ・ 時々ある ・ ない ）
めまい	（ いつもある ・ 時々ある ・ ない ）
耳なり	（ いつもある ・ 時々ある ・ ない ）
乗物酔い	（ いつもある ・ 時々ある ・ ない ）
手　足	（ あつい ・ 普通 ・ 冷える ）
生理不順	（ ある ・ ない ）
生理痛	（ ある ・ ない ）
睡　眠	（ よくねる ・ 普通 ・ 不眠 ）
下　肢	（ よくつる ・ 時々つる ・ つらない ）
目	（ よく疲れる ・ 時々疲れる ・ 疲れない ）
起床時	（ 手がはばったい ・ とくになし ）
皮ふのかゆみ	（ ある ・ ない ）

食欲

食欲旺盛なのは、元気で健康な証拠ですが、「食欲不振」については、一般の方も医師たちも「誤解」していると言ってよいでしょう。動物が病気や怪我をすると「食べない（絶食）」のは、免疫力を上げて病気を治そうとする反応なのです。ですから、「食欲がない」のは「胃腸が消化する力がない」と食事の摂取を拒否しているのですから、無理に食べると症状が悪化するのは火を見るより明らかです。

「食べるから元気になる」のではなく、「元気な人が食べられる（食欲がある）」のです。

米国ミネソタ大学医学部の教授だったM・J・マレイ博士は、1975年に飢饉のサハラ砂漠を訪れ、遊牧民に食料を与えたところ、「しばらくして、突然にマラリアやブルセロージス、結核などの感染症が起こってきた」ことを経験したことから、「栄養過多が感染症を誘発するのではないか」「我々が食べる食物中の栄養素は我々の体の維持よりも、病原菌の分裂・増殖のほうにむしろ利用されるのではないか」と考えるにいたりました。

その後、種々の実験をくり返した同教授は「感染症をはじめ、病気にかかった時には食欲不振に陥るが、これは体の防衛機構の表現である」という論文を、米国臨床栄養学会誌に発表しています。

その実験の概要は、次のようなものです。

ネズミ100匹を4群に分ける。その4群を、何も感染していないネズミと、腹腔内に病原菌を入れて無理に病気を起こさせたネズミの2群に分ける。その2群それぞれを、さらに自由に食べさせる群と、チューブを胃に入れて無理に食べさせる群に分ける。

その結果、強制的に餌を食べさせた群のネズミの死亡率が高いことがわかりました。

同教授は、「感染症はじめ種々の病気で、〝体力をつけるために〟という理由で無

図表21 マレイ博士の実験

	処理の内容	死亡率	平均生存日数
Ⅰ群(10匹)	•感染していないネズミ •毎朝2gの餌を胃チューブで食べさせる。その他の時は自由に食べさせる	0	—
Ⅱ群(30匹)	•感染していないネズミ •自由に食べさせる •毎朝、胃チューブを入れるが、餌は何も入れない •0.85%の食塩水を0.2ml腹腔に注射	0	—
Ⅲ群(30匹)	•腹腔内に、L.monocytogenesという病原菌を0.85%の食塩水0.2mlに溶いて、腹腔内に注射し、感染を起こさせる •自由に食べさせる •毎朝、胃チューブを入れるが、餌は何も入れない	43%	8.7日
Ⅳ群(30匹)	•腹腔内に、Ⅲ群と同じ病原菌を注射し、感染を起こさせる •自由に食べさせる •そのうえに、胃チューブを入れて、強制的に餌を食べさせる	93%	3.9日

出典：American Journal of Clinical Nutrition (March, 1979)

理に食べさせることが、体にとっていかに悪いか、かえって病気を悪化させたり、死期を早めたりすることがある」と喝破しています。

また、「食欲不振（断食＝空腹＝食べないこと）は、自分自身の体の防御反応に重要な役割を果たしている」と結論づけています。

よって「食欲がない時には無理して食べない」ことが大切です。私は、大学院博士課程の4年間は、1000倍の顕微鏡で白血球がバイ菌を貪食（どんしょく）する力（貪食力＝免疫力）を来る日も来る日も観察して研究していました。

結論として、「空腹」の時、「運動後や入浴後で体温が上昇した」時に、免疫能が増強する、という結論を得ました。この「空腹」と「体温上昇＝発熱」こそ、神様が我々人間に与えてくれた病気治癒力と言えるでしょう。

救急車が患者を搬送してきた時になされる点滴液は、主に「ブドウ糖」か「生理的食塩水」です。

人間をはじめ、動物の命にとって最重要で根源的な栄養素は、「糖」と「塩」であることもわかります。それなのに日頃の食事では塩分や糖分の制限をするように指導されているのですから、本末転倒でしょう。食欲のない時は、ハチミツや黒砂糖を直接なめるか、紅茶に入れる、チョコレート（埼玉医大の救急救命センターでは、食欲のない患者にチョコレートを食べさせているのは有名）をつまむなどして糖分を摂られるとよいでしょう。

塩は自然塩や味噌を少々なめる、みそ汁の汁のみを飲むなどされるとよいでしょう。

大便

繊維の多い食物をよく噛み、腹八分以下で食べ、存分な運動をしてゆっくり入浴をし、熟睡した次の日の便は、固くも柔らかくもなく、太く長くて黄色味を帯び、悪臭もないものです。

腸の中で善玉菌が増殖、活発に働き、免疫力も旺盛なことを表わしています。

しかし、食物繊維を含まない肉、卵、牛乳、バター、マヨネーズなどの高脂肪食品、白米や白パン、白砂糖などの精白食品を食べすぎ（歯ざわりがいいのでよく嚙まずについ食べすぎになる）、しかも運動不足や寝不足が重なると、悪臭のある黒っぽいコロコロ便や細い便になりがちですし、アルコールや水、お茶、炭酸水……など水分を摂りすぎた場合、下痢をしたりします。

腸内には悪玉菌が増えて善玉菌が減り、免疫力が低下している状態です。

このように、大便は前日の生活状態・健康状態を表わす〝big letter〟なのです。

便の状態から推測できるその他の病気

（1）排便回数の減少（便秘）、便が細くなった

　粘血便があると確率が高まるのは、大腸（直腸）ガン。

（2）下血

①赤色便（大腸下部～直腸～肛門で出血）

潰瘍性大腸炎、直腸ガン、痔、急性大腸炎、赤痢。

②タール様便（食道、胃、十二指腸、小腸、上行結腸で出血）

胃・十二指腸潰瘍、胃ガン、盲腸ガン、出血性胃炎、肝硬変（による食道部の静脈溜の破裂による出血）。

（3）白っぽい便

胆石、胆のうガン、すい臓ガンなどで胆汁（ビリルビン）が十二指腸にスムーズに流れていかない。

（4）下痢

〈1〉急性

①暴飲暴食（発熱なし）。

②細菌感染、風邪——悪寒、発熱、発汗を伴う。

〈2〉慢性

①潰瘍性大腸炎——血便、腹痛を伴う。

②過敏性腸症候群——長年、便秘と下痢をくり返す。休日には症状軽快。ストレスで悪化。

〈3〉肝臓、胆のう、すい臓の病気

排尿(小便)

正常な尿は、色は黄～黄褐色、量は1日に1～1・5リットル（ただし水分摂取量、発汗の多寡で左右）、回数は1日7～8回。

①尿量の増加——糖尿病、尿崩症（脳の視床下部や下垂体の損傷などが原因で起こるが極めてまれな疾患）。

②夜間頻尿

・心不全の初期——排尿量の増加。

・前立腺肥大——回数が増加、1回の排尿量は少ない。

③尿量の減少

・心不全の中期〜末期。
・急性腎炎、ネフローゼ症候群、腎不全、腹水貯留。

④血尿

腎臓・尿管・膀胱・尿道などの尿路の炎症、結石、ガン。
・腹部の激痛を伴う場合は、結石。
・痛みのない場合、腎臓ガン、膀胱ガンが疑われる。

⑤紅茶色の尿……肝臓病（皮ふの黄疸を伴う）

⑥尿の泡

細かい泡……落下によってできる自然現象。

シャボン玉のような大きい泡……尿にタンパクが出ていることが疑われ、腎機能低下の可能性。

発汗

ある程度以上の激しい運動や入浴、サウナ等々で出る汗が正常の汗で、それが気化する時に体熱を奪い（気化熱）、体を冷やそうとする生理現象です。

しかし、いつも汗が多い（とくに手の平）、食事をしただけで汗が出る、寝汗、緊張・ストレス時に出る汗は「冷や汗」で、体を冷やしている体内の余分な水（水毒）を排泄して体を温めようとする反応です。

２００ページの「石原式・冷、水、痛みの三角関係図」をご覧下さい。

このように汗かきの人は、漢方医学で「虚証」といい、体力のないことを表わしています。

体力のある「実証」の人は、運動や入浴以外あまり汗をかかないものです。

口渇

「お茶、水を多く飲む人」は「水毒」（水太り、アレルギー、高血圧、頻脈、不整脈、パニック症候群など）の症状を起こしやすい人です（詳細は１９４ページの水毒の項を参照)。

なお、高齢者でやたらと口が乾き水分を欲しがる人は、腎臓の水分調節能力が低下している人で、(夜間)頻尿や下肢のつり、目の疲れなど老化の症状(腎虚)が並存することが多いものです。

肩こり

「肩こり」は痛みの軽いもので、水毒(194ページ参照)のある人や、上半身の筋肉運動不足のせいで、肩・うなじ・背中の血行が悪い人に起こりやすくなります。

頭痛

200ページの「石原式・冷、水、痛みの三角関係図」からおわかりのように、「冷え」と「水毒」のある人に生じやすいものです。ただし脳(腫瘍、血栓、出血ほか）の病気による頭痛もまれにあります。

めまい、耳なり、乗物酔い

「冷、水、痛みの三角関係図」では、まぎれもなく水毒傾向のひどい人に表れる症状です。ただし脳や内耳の病気から生ずることももちろんあります。

手足の熱感または冷感

冷え性の人の大部分は、「手足が冷える」とおっしゃいますが、冷え症の人や高齢者の中には、「手足が熱い」と訴える人もいらっしゃいます。
「手足が熱い」と感じる人は、体の中心部の熱が手足や体表に放散している人で、本当は冷え性なのです。

健康な人は、「手足が熱いとか冷たい」とかあまり感じないものです。

婦人病

女の人にベッド上に仰臥位になって腹部を露出してもらい、右手の平で触診（腹診）すると、臍を境に左右に線でも引いたように、臍から上は温かく臍から下が冷たいという人がほとんどです。

このことは下腹部から下肢にかけて冷えていることを表わしています。下腹部の冷えは、下腹部に存在する子宮、卵巣への血行不足を表わし、子宮、卵巣の働きの低下に直結します。つまり、生理不順や生理痛、これを長年放置すると、子宮筋腫や子宮ガン、卵巣のう腫や卵巣ガンなども惹起しやすいことを示唆しているのです。

不眠症

日中の活動で疲労した体内の諸臓器の休息、体内に生じた老廃物の解毒・排泄に必要な生理現象が睡眠です。

睡眠時には、リラックスしている時に働く副交感神経が優位になっているのですが、日頃イライラして怒りっぽい、または疲労が溜まっており、交感神経の働きが優位な人は、不眠症になりやすい傾向があります。

しかし、不眠症の大半を占めるのが冷え性の人です。

不眠症は「冷え」「水毒症」の一症状と言ってもよいでしょう。

下肢がつる、目の疲れ、起床時の手のこわばり、皮ふのかゆみ

下肢のこむら返りは下半身の力の低下である腎虚（老化のサイン）で、下半身の力と比例する目や耳の力の低下（老眼・白内障・疲れ目、耳なり・難聴）の症状のほか、起床時の手のむくみ（体内の水分の代謝の低下＝腎機能の低下）や、皮ふの乾燥・かゆみ（老人性皮ふ掻痒症）を伴うことも少なくありません。

ただ、朝の「手のこわばり」だけが存在する時は、リウマチの初発症状であるの

で、注意が必要です。

病気を引き寄せる生活習慣(冷え・水分摂取過剰)

風邪、肺炎、胆のう炎などの炎症性疾患(感染症)、ガン、脳梗塞や心筋梗塞の直後、さらに腹痛はじめ何らかの痛みのある時、外傷、精神的苦痛などの心身の不調がある時など、ほとんどの場合で「食欲不振」と「発熱」が表われます。

犬や猫などの動物も、体調を崩すと数日じっとして食べない(発熱していることも多い)で自力で健康を回復させるものです。

つまり神様が、我々、人間も含めた動物に与えて下さっている自然治癒力は、「食べない＝断食」と「発熱」なのです。

よって、病気の原因を端的に言うと、「断食」と「発熱」の反対の「過食」と「冷え」ということになります。

「断食・少食」については1章で十二分に述べたので、ここでは「冷え」「体温低下」があらゆる病気の一大要因になることについてお話しします。

葛根湯医者はヤブ医者？

「風邪には葛根湯」「下痢にも葛根湯」「発疹にも葛根湯」と、どんな病気・症状にも葛根湯しか処方しない医者、「葛根湯医者」が古典落語に登場します。

ヤブ医者の代表のように語られますが、葛根湯医者はこうした病気をほとんど見事に治していた、とのこと。

「風邪は万病のモト」と言われますが、葛の根、麻黄、生姜、大棗（ナツメ）、桂枝（ニッキ＝シナモン）、芍薬の根、甘草などより成る葛根湯を服用（できれば熱い紅茶に黒糖またはハチミツを入れたもので）して、30分もすると発汗が始まり、うなじのこり、喉の痛み、くしゃみ、鼻水、咳などの症状がスーッと抜けていくことが少なくありません。漢方医学の教科書には、葛根湯が左記のような多岐にわたる病・症状に効くと記されています。

- 呼吸器疾患……風邪、気管支炎、肺炎
- 上半身の炎症性疾患……扁桃腺炎、中耳炎、慢性鼻炎（蓄膿症）、リンパ節炎、涙のう炎、結膜炎
- ウイルス性疾患……水痘（水ぼう瘡）、麻疹（ハシカ）
- こり、痛み……肩こり、五十肩、筋肉リウマチ
- 皮ふ疾患……湿疹、ジンマ疹、フルンケル、カルブンケル、皮下膿瘍
- その他……高血圧、赤痢、夜尿症

ただし、汗かきの人、病後の衰弱期など体力のない人には効きません。

運動、入浴、サウナ浴などで発汗が始まる頃は、体温が1℃上昇しており、数時

間免疫力が4～5倍になるという説もあります。

風邪のことを英語で〝common cold（コモンコールド）〟または〝cold（コールド）〟と言いますが〝cold（コールド）〟＝「冷え」なのですから、「冷えは万病のモト」と言い換えてもよいでしょう。

体温が1℃下がると、免疫力は約30％低下するとされています。

日本人の死亡原因の断トツ1位のガン、2位の心筋梗塞、4位の脳卒中（主に脳梗塞）も「冷え」が大きく関与している、などと申し上げると、正統医学の医師たちからお叱りを受けるかもしれません。

先にも述べましたが、ガン細胞は35・0℃の低体温で最も増殖し、39・6℃以上の高熱で死滅することを考えると、日本人の体温がこの50～60年で約1℃低下していったことと、硬い腫瘍であるガンの罹患率、死亡率の増加は無関係などとは言えないでしょう。

宇宙の物体は、冷えると硬くなります。水を冷やすと「氷」になる、食物を冷凍庫に入れると硬くなることを考えると、容易に理解できます。

一方、36・5℃前後の人間の体内で、血栓（心筋梗塞、脳梗塞）という固まりが生ずるのも、「冷え」「低体温」と大いに関係していると思われます。こうした血栓症が12～2月までの冬（低気温）の時期に多いのは当然ですが、7～8月の夏にも血栓症のピークがあります。西洋医学では「水分の摂取が不足しているから……」などと解説しますが、60年以上前はクーラーなど存在せず、夏は大量の汗をかいたものですが、こうした血栓症はほとんど存在しませんでした。

現代の夏は、エアコン（クーラー）の効いた部屋で過ごし、発汗量は随分少なくなっているのに血栓症が夏に多発するというのは、クーラーによる冷え（による固まりの発生）と考えてよいでしょう。

人間は、体熱が高く赤血球が多い故に体が柔らかくて体表の赤い「赤ちゃん」で生まれ、以後段々と体温が下がり、老年期を迎えると白髪、白内障、皮ふの白斑……等々「白」の症状を患う「白ちゃん」になります。

雪の色が白いように、「白」は冷える色です。

冷えると物体は硬くなるのですから、人間も四肢の動きが硬くなる、体表（皮ふ）も硬く、ガサガサになっていくわけです。

「硬さ」は、体表だけでなく体内にもおよび、「動脈硬化」「血栓症（心筋硬塞、脳硬塞など我々の医学生時代の教科書には、〝梗〟ではなく〝硬〟と表記されていました）」「結石（胆管や尿管の結石）」が生じやすくなり、極めつけは「癌」の多発です。この文字は「疒」（やまい垂れ）＋「嵒＝巌（いわお）」の意味で、実際乳ガン、皮ふガン、肝臓ガンなどを触診すると、岩のように硬い腫瘍です。

水分は摂れば摂るほど体によいか

1960年以降、肉、卵、牛乳、バターを中心とする高脂肪食（欧米食）の摂取が増え、それに伴って血液中のコレステロール、中性脂肪、尿酸などの栄養過剰物や老廃物が増加して血液がドロドロになって、血栓症（心筋梗塞や脳梗塞）が顕著に増加していきました。その結果、「血液をサラサラにするために……」と称して、「こまめに水分を摂ること」「1日1・5ℓの水分を補給すること」等の医学的指導がなされています。

しかし、「過ぎたるはなお及ばざるが如し」の格言通り、飲みたくもない水分を無理に摂ると、有害にさえなるのです。水分の摂りすぎによる不調を漢方医学では「水毒」という言葉で表わし、水分の摂取過剰を厳に戒めています。

首を締められ、3分補給を絶たれただけで死にいたるほど大切な空気（酸素）も、吸い込みすぎると手足がしびれ、痙攣を起こして失神する（過呼吸症候群）ことすらあります。よって息は「吐（呼）いてから吸え」ということで「呼吸」というのです。ヨガでもアーユルヴェーダでも、6〜7秒で吐いて3〜4秒で吸う「呼吸法」を健康の基本にしている理由がよくわかります。

宇宙の法則から経済、人間関係にいたるまで、「先に出すこと」によって健常性が保たれています。〝give and take（ギブ アンド テイク）〟〝出入口〟〝出納帳〟〝オギャーと息を吐きながら生まれ、息を引き取る〟〝思いやり〟の如くです。

水分も運動、入浴、サウナ等々で汗や尿を出して摂る水分は、美味しく感じられるし健康にもよいわけです。

逆に飲みたくもない水分を無理して摂り、汗や尿で十分に排泄されないと体内に溜まり「水毒」を引き起こします。

「水毒」の病・症状を以下に記します。

むくみ

「むくみ」は皮下への水分貯留ですから、体内の水分過剰（水毒）を端的に見てとれる指標です。ただしむくみにも、場所によって原因が違います。

- 下肢・足のむくみ……誰しも午前中に比べて午後はむくみやすい傾向にあるが、むくみが顕著な場合、心臓の力の低下を表す。

・顔、まぶたのむくみ……朝方、顔やまぶたがむくむ人は、腎臓の力が低下している可能性。

・腹水……肝臓病やガン性腹膜によるものが多い。

肥満（水太り）

西洋医学は、「肥満は摂取カロリーが消費エネルギーより多いのが原因」と、いとも簡単に片付けます。

しかし、「私は水を飲んでもお茶を飲んでも太る……」と自嘲気味におっしゃる人（とくに女性）もいらっしゃいます。

その通りなのです。よく体脂肪が「25」だとか「30」だとかおっしゃる人がいますが、実は体重の60％は水分なのです。

漢方では、「色白で水太り、関節が痛みやすく、虫にさされやすい……」体質の肥満の人には「防己黄耆湯（ぼういおうぎとう）」を、「固太り、便秘がち、血圧も高め……」の肥満の人には「防風通聖散」を、２０００年も前から処方しています。「水毒」は、肥満の一大要因になるという証左でしょう。

高血圧

私が医師に成りたての約50年前は、今と比べて降圧剤（血圧を下げる薬）は数えるほどしか存在せず、高血圧の患者が来院すると、90％以上「フルイトラン」（現在でも使用されている）という利尿剤を処方したものです。排尿によって水分と塩分を排泄する治療法なのです。

昔から「塩分は血圧を上げる」と言われるのは、次のような理由からです。食物から摂取した塩分は、胃腸を通って血液中に吸収されます。「塩」（ＮａＣｌ）のNa（ナトリウム）は吸湿性があり、周辺の細胞組織から血液中に水分を引き寄せます。すると血液の全体量が増え、心臓はより大きな力を入れて血液を押し出そうとします。よって、高血圧になるのです。冬は寒いので血管が収縮し、血液の通りが悪くなるので血圧が上昇します。逆に夏は暑いので血管が拡張し、血圧が低下します。しかし、冬より夏に血圧が上昇する人がまれにいらっしゃいます。暑さのため水分を摂りすぎる人と言ってよいでしょう。

心不全

心筋梗塞であれ、弁膜症であれ、心筋症であれ、心臓に関する病気の場合、その病状が進んでくると心臓の血液拍出力が低下します。

当然腎臓への血流も悪くなり、腎臓の尿を生成する力が落ち、排尿量が減り全身に水分が溜まってきます。ひどい時は、1日に500g〜1kgも体重が増えることがあります。

日頃、血液をサラサラにするためにと、こまめな水分補給をすすめる西洋医さえも、心不全の折は患者さんに摂取水分を極力制限させ、利尿剤と強心剤で治療します。

心不全による全身むくみこそ、水毒の極まった状態と言ってよいでしょう。

体の「冷え」や「痛み」の原因になる

次の図は私が考案したので「石原式・冷、水、痛みの三角関係図」と勝手に呼ばせてもらっています。

子供が「寝冷えすると下痢（水様便）する」（冷→水）

「雨（水）にぬれると体が冷える」（水→冷）

「冷房の中に長くいると頭痛がする（人がいる）」（冷→痛み）

「雨が降る（湿気の多い）日は関節が痛む（人がいる）」（水→痛み）

の如く漢方・自然医学的には「冷」「水」「痛み」は、密接不離な関係にあるわけです。

人間は体温（熱）で生きているのですから、体が冷えると種々の反応で体温を保

図表22 石原式・冷、水、痛みの三角関係図

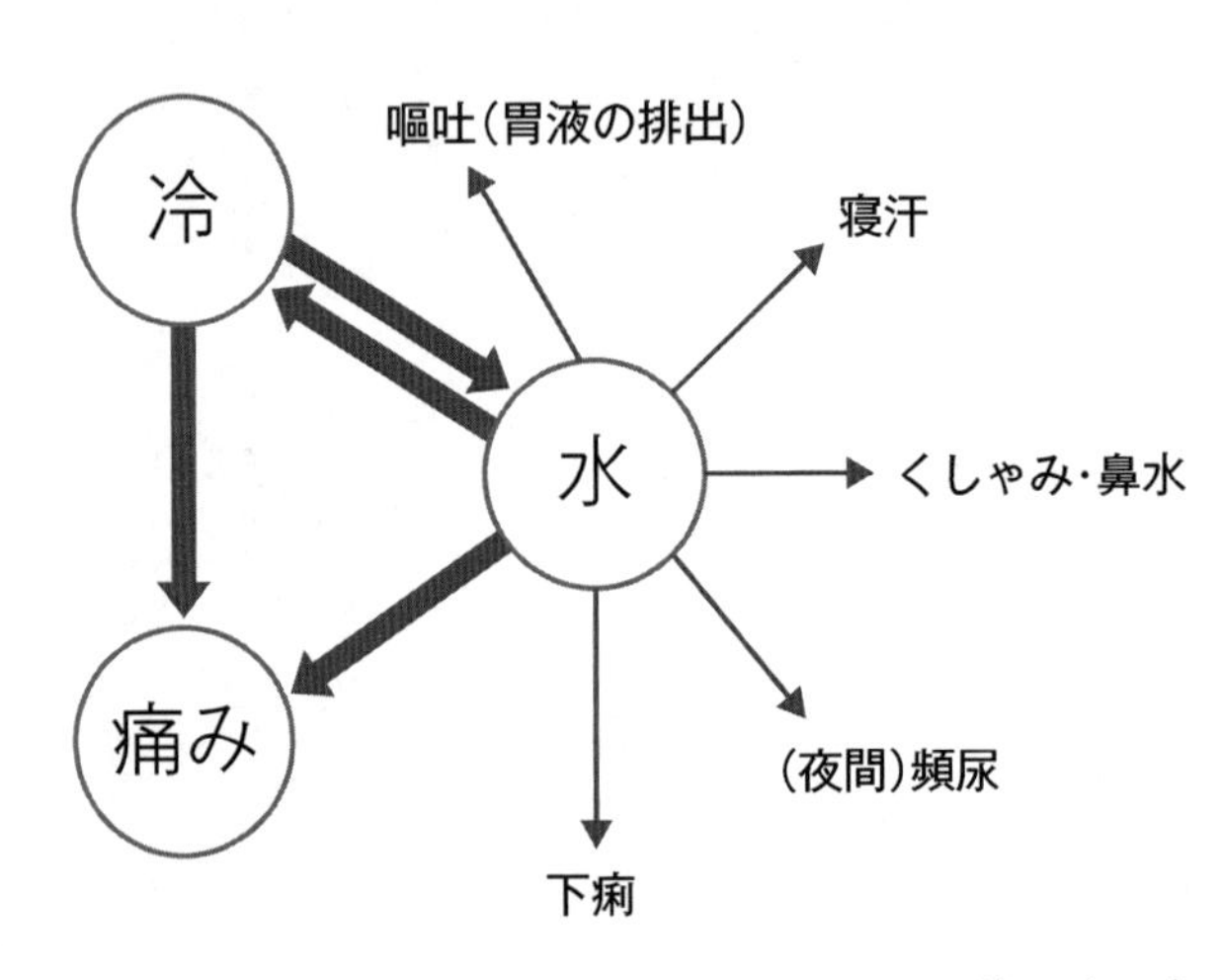

とうとします。よって体が冷えると、体を冷やす一大要因である水分を体外へ排出して、体を温めようとします。具体的には次のような反応が起こります。

- 寝冷え↓下痢（水様便）
- 風邪（cold＝冷え）を引く↓くしゃみ、鼻水
- 病気をしたり、体調不良の時↓寝汗
- 偏頭痛もちの、とくに女性↓嘔吐（胃液という水分の排泄）
- 老人の（夜間）頻尿↓体温の低い老人は、体温・気温がさらに低くなる夜に「冷却水」である水分を尿とし

て排泄

アレルギーも水毒の一種

花粉症、喘息、アトピーなどのアレルギー疾患は、西洋医学では「免疫の異常」とされています。

花粉、ハウスダスト、ダニ、牛乳、青い背の魚、小麦粉……等々のアレルゲン（抗原）が体内に侵入してくると、Ｂリンパ球（白血球）が抗体を作り、抗原をやっつけようとします。抗原と抗体が結びついた抗原抗体複合物が、マスト細胞を刺激してヒスタミンを分泌し、アレルギーの諸症状が出現する、というのが西洋医学の見解です。

しかし、アレルギーの症状を単純に見てみると共通点があることがわかります。

アレルギー性　結膜炎……涙・
　　　　　　　鼻炎……くしゃみ、鼻水・

喘息……水・様痰（粘りのある黄色痰の場合は気管支炎）
アトピー……湿・疹
腸炎……下痢（水・様便）

すべて体内の余分な水分を体外へ出す排泄現象なのです。

つまり、アレルギー疾患というのは、体内の水分（と冷え）を体外に排泄して体を温め、健康になろうとしている反応なのです。

ヘルペス（帯状疱疹）

「最近はで3分の1の人が罹患する」として、帯状疱疹ワクチンの接種がすすめられています。

幼少時に誰しもかかる「水ぼう瘡」の原因ウイルスが体内に生き残っており、ガンなどの慢性病、体力低下、老化などで免疫が低下してきた時、同ウイルスが活性化してくるというのが西洋医学の見解です。

三叉神経、肋間神経、坐骨神経などに発症して生ずる痛みは、尋常ならざるものと言われています。

日常の診察で私が気づくことは、ヘルペスにかかりやすい人は、不必要に水分やお茶などを摂る「水毒」の人です。

体内の余分な水分を「水疱」として体外へ排泄している状態なのですから。

頻脈、不整脈

頻脈、不整脈は、西洋医学的には心臓・循環器疾患の1つです。

しかし、漢方・自然医学的見地に立つ私見では、やはり水毒症なのです。

体内に余分な水分を溜め込み、体が冷えている人は、アレルギー現象や頻尿や寝汗で水分を排泄しようとします。

しかし、それでは十分でない場合、体温を上げて体内の水分を使おうとします。そこで「1℃」体温を上げるには、1分間の脈を約「10」増やす必要があります。

「頻脈」が起こるわけです。脈が速くなるのに伴い脈も乱れることがあるでしょう。それが不整脈です。

パニック症候群

飛行機や列車の中、エレベーターの中などの閉所、そうでなくても何らかの刺激（他人の言動、暑さ、寒さ等）によって突然動悸、発汗が起こり、時には叫び声を上げたり倒れ込んで失神するというパニック症候群。

救急車で病院へ運ばれ、血液検査、肺のX線、心電図、脳波、脳のCT等々西洋医学の優秀な検査機器で調べても何の異常も見つからず、「自律神経失調症」や「パニック症候群」と診断されることが多いものです。

これまでの説明から、「パニック症候群」は「水毒」以外の何ものでもないことがわかります。

めまい、耳なり、突発性難聴、難聴、メニエル症候群

耳の奥の内耳のかたつむり管の中に存在するリンパ液（水分）は、平衡感覚を調節しています。

このリンパ液が多くなりすぎる（水毒）と平衡がうまくとれず、「めまい」が生じます。プールで水泳中、耳に水が入ると耳が聴こえなくなる（難聴）し、耳なりもします。こういう状態こそが「メニエル症候群」です。この時、嘔吐を伴うことがありますが、余分な水を胃液を通して排泄しようとする現象です。

緑内障、目の奥の痛み

緑内障は、目の中の水晶体を洗浄している眼房水という水分が多くなった状態（水毒）です。よって眼圧が上がります。水滴が沢山くっついているガラスの向こうから射し込む光がまぶしいように、「目の中に水分が多いとまぶしくなる」とい

うのが緑内障の1つの症状です。

ほかに急性緑内障発作の場合は、嘔吐（胃液の排泄）や目の奥の痛みを伴うのは、「冷・水・痛」の関係よりおわかりになるでしょう。

のう腫、のう胞

卵巣のう腫や膵のう胞、肝のう胞、腎のう胞なども、のう胞という袋の中に漿液という水分が溜まる「水毒」の一種です。

やはり、不必要に水分を摂る人がかかりやすいようです。

高コレステロール、高中性脂肪、高血糖

そんなに肉、卵、牛乳などの高脂肪食も摂らないし、ご飯やパン、甘いものなども食べない人で高コレステロール、高中性脂肪、高血糖症の人がいらっしゃいます。

こういう人たちも水毒症なのかもしれません。

血液中のコレステロール、中性脂肪、糖などは、石油ストーブで言えば石油に当たります。石油は燃やせばどんどんなくなりますが、燃やしている最中に石油ストーブの火に水をかけると火が消えて石油が残ります。

よって高脂肪食、高糖質食をそんなに食べない人の中には、体の中の余分な水分で脂肪や糖が燃焼されるのを妨げ、脂肪や糖が燃え残って、高コレステロール血症、高中性脂肪血症、高血糖に陥っている可能性がある人がいらっしゃるのです。

不眠症

「不眠症」と「水毒」が関係している可能性がある、などと考えている西洋医はいらっしゃらないでしょう。

苓桂朮甘湯（りょうけいじゅつかんとう）という漢方薬があります。

これは茯苓（ぶくりょう）……サルノコシカケ科

白朮（びゃくじゅつ）……キク科

桂皮……シナモン

がその効能の主役を演じており、前の2つが利尿作用を発揮し、桂皮（シナモン）には血行をよくして体を温める作用があります。

苓桂朮甘湯は次の①〜⑩の症状によく効きます。これらは「不定愁訴」で、こうした症状を2〜10個もっている人が病院を受診し、症状を訴えると「自律神経失調症」とか「更年期症状」と診断され、精神安定剤やホルモン剤を処方されることが多いものです。

①肩こり　②頭痛　③めまい　④耳なり　⑤フワーッとした感じ　⑥不安　⑦不眠　⑧動悸　⑨息切れ　⑩吐き気

この10個の症状こそ、これまで説明してきた水毒の症状です。よって「不眠」も水毒の一症状と言ってよいでしょう。

生物にとって最も大切な空気、水分も、「出してから摂る」ということが肝要なのです。

よって「暇だから……」「来客があったから……」と不必要に摂るお茶や水分は、水毒の要因になります。入浴、サウナ、運動などで発汗、排尿を促してこそ、摂り入れる水分の価値と効能が高まるものです。

日頃運動をしない人が水分を摂る時は、体を温め利尿作用も併せもつ紅茶、生姜紅茶、生姜湯、ハーブティーなどがおすすめです。

「健康」という強迫観念に振り回されない

「健康になれれば死んでもいい」という名（迷？）言があります。

私は、友人、知人、患者さんから、「この健康食品（サプリ）は体にいいですか」とか、「この健康器具は本当に効くのでしょうか」などという質問をされることがよくあります。

その時、私は「飲んで（やって）みられて調子がよい」と「本能的に感じられたら、続けられたらよいでしょう」と答えることにしています。

「本能的に調子がよい……」というのは、次に該当する時です。

（1）食欲が出て食事が旨い。
（2）大・小便の排泄がよくなる。
（3）熟睡ができる。
（4）体が軽く、何かやりたいという意欲が旺盛になる。
（5）体が温まる。

健康を保つための基本は、「よく体を動かし、入浴もゆっくりし、ハラマキを着用して陽性食品を中心にしっかり、かんで食べ、体を温めること」「1日のうち数回、最低1回は空腹の時間を作ること」が、サプリや健康器具なしでも簡単にできる「健康法」だと私は確信しています。

病は気から

「病は気から」とか病気は「病半分気半分」「気の病」などと昔から言われ、病気に精神が深く関わっていることがわかります。

「病気」を表わす英語は〝disease（ディジーズ）〟ですが、これは「反対」の意を表わす〝dis〟（honest＝正直、dishonest＝不正直など）＋〝ease〟（安楽、容易：easy（イージー）〈やさしい、簡単な〉の名詞形）で、〝気持ちが安楽でないこと〟を表わし、病気に気持ち（精神）が深く関わっていることを見事に表現しています。

ストレス（stress）という物理学用語を医学用語に用い、その概念を打ち立てたカナダのセリエ博士の「ストレス学説」は次の如きものです。

セリエ博士は外界の変化や精神的興奮によって起こる刺激を「ストレッサー」と

呼び、その結果生ずる生体の変化を「ストレス」と名付けました。

生体にストレッサーが加わると、交感神経や副腎（髄質、皮質）が刺激されてアドレナリンやコーチゾールなどのホルモンが分泌され、血糖や血圧が上昇します。

これは生体が力を出し、外敵や心身への負担と戦おうとする防衛反応ですが、長く続くと病気が発生してきます。これが「セリエのストレス学説」です。

ストレスがなぜ病気を作り老化を促進するかを、さらに明確に説明されたのが、新潟大学（医学部）の教授、名誉教授を歴任された免疫学の世界的権威であられた故・安保徹（あぼとおる）博士です。

ストレスが加わり、自律神経のうちの緊張・戦いの神経と言われる交感神経の働きが優位になると、白血球の中の顆粒球（好中球など）が増加し、そこから発生する活性酸素が体内の種々の細胞の粘膜や核を傷害して、炎症や腫瘍（ガン）などの種々の病気を惹起し、老化も促進してしまうというものです。

このストレスから逃れる一番の方法が「感謝」の気持ちをもつことです。

セリエ博士は晩年にガンを患いましたが、西洋医学の治療を拒否され、「自分の生涯はストレスの多い生活の連続だったから、ストレスをとることで何とかガンを克服したい」と、種々の方法を試みられました。

最後に、「西洋人には稀薄だけど、東洋人独特の〝感謝の気持ち〟をもつことが心を安寧（あんねい）にし、ストレスをとるのに一番大切」と悟られ、毎日周囲の人々、自然、神、自分の置かれている環境などに感謝の気持ちをもって生活されたところ、見事にガンを克服されたとのこと。

「感謝の気持ち」をもつことは、心の安寧をもたらし、自律神経のうちリラックス・休息の神経と言われる副交感神経が優位に働いて、白血球（とくに免疫を司（つかさど）るリンパ球）の働きが増強し、病気の予防や改善に役立つことが科学的に証明されています。

次に大切なことは、他者に親切にすることです。

イギリスの生物化学者のデビッド・アール・ハミルトン博士が2017年に上梓

した『The Five Side Effects of Kindness』（仮邦題『親切の5つの副作用』）には、次のような作用があると指摘されています。

①「親切」は幸福をもたらす。
②「親切」は心臓と血管を強化する。
③「親切」にはantiaging（アンチエイジング）（抗老化）効果がある。
④「親切」は人間関係を良好にする。
⑤「親切」はどんどん広がっていく。

もう少し医学的に説明しますと、他人に親切にすることで脳下垂体後葉からオキシトシンというホルモンが多く分泌され、それを通して先述の如き「副作用」が表われてくるとのことです。

「オキシトシン」は心臓と血管を強くするほか、

イ、悪玉コレステロールの低下
ロ、胃腸の働きの強化
ハ、免疫力増強、感染症予防、抗炎症作用
ニ、降圧作用
ホ、抗うつ作用
ヘ、抗認知症作用
等々、病気を予防・改善する作用もあることが明らかにされています。
「健康」「病気・老化予防」「人間関係を良好に保つ」等々にとって「気」（精神）がとても大切なことがわかります。

さて、最後にアメリカの詩人、サミュエル・ウルマンが70代の時に書いた詩「青春」を次ページでご紹介します。

世界的な植物学者であった牧野富太郎博士は、94歳の天寿を全うされましたが、

Youth
Youth is not a time of life:
it is a state of mind;
it is not a matter of rosy cheeks, red lips and supple knees;
it is a matter of the will, a quality of the imagination, a vigor of the emotions;
it is the freshness of the deep springs of life.

青春
青春とは人生の一時を言うのではない
それは心の状態を言うのだ
青春とは紅色のほほ、赤い唇、柔らかい膝などのことを言うのではない
それは意志の問題であり、想像力の質の問題であり、情緒の力強さの問題である
青春とは、生命の深い源泉の新鮮さの問題である

「健康法」を尋ねられると「いつも気分を若くもちなさい」とおっしゃったといいます。

我が姿　たとえ翁と見ゆるとも　心はいつも　花の真っ盛り

という歌も残されています。

『広辞苑』の編者である新村出（しんむらいずる）氏は、幼少時は体が弱かったのですが、90歳まで長生きされました。

その「心の健康法」は、「年老心不老」（年老いても心は老いず）。

心（気持ち、精神）が肉体を動かしているのですから、何歳になって

も前向きの気持ちをもつことは大切です。

京都の宮崎秀吉さん（１９１０年9月22日～２０１９年1月23日）は、60歳で農協を退職され、その後友人らと囲碁を楽しむ毎日でしたが、その友人らも次々と死亡。そのため92歳で陸上競技を始め、１０５歳の時「マスターズ１０５歳から１０９歳の部」で１００ｍ＝42秒22、砲丸投げ＝３ｍ25㎝の「世界新記録」を打ち立てられました。

２０２１年1月19日に１０６歳で亡くなられた長岡三重子さんは、80歳の時、膝のリハビリのため始められた水泳でしたが、２０１５年１００歳の時、女子１５００メートル自由形「１００歳から１０４歳の部」で世界初の完泳をされ、１０５歳の時は国内大会で最高齢出場記録を打ち立てられました。

イギリスのフランク・オースウェルさん（70歳）は、２０２０年12月12日、手こぎのボートでカナリア諸島を出発し、２０２１年2月6日、カリブの島に到達し、４８００㎞の大西洋横断に成功。ボートの名は「Never too old」（年の取りすぎなどと言うことは決してない）。

日本にも1938年生まれのヨットマン堀江謙一氏がいらっしゃいます。1962年、世界最年少の23歳で単独無寄港太平洋横断に成功され、その体験を綴った著書『太平洋ひとりぼっち』はベストセラーになり、石原裕次郎さん主演で映画化もされました。1982年には約4カ月にわたる世界初の縦回り世界一周に成功され、2022年6月には、84歳で世界最高齢の太平洋横断に成功。

氏は「100歳までは元気でいて、ヨットに乗り続けるつもりです」「毎日楽しいことばかり考えているのが健康の秘訣かもしれません」などとおっしゃっていますが、これこそが若さ（youth＝青春）の源泉であることは間違いないでしょう。

この本を読んでいただいている65歳以上の方々も、ぜひ「年老いても心は老いず」の心意気で新しいことに挑戦していただきたいものです。

使わない機能は衰える――筋肉運動の大切さ

体重の約40％を占める筋肉運動の大切さは、スポーツ医学の面では次のように断片的に知られていました。

①体熱（約40％）を産生し免疫力を高める。
②筋肉内を走っている毛細血管が収縮拡張（milking action（ミルキング アクション）＝乳しぼり効果）して心臓の働きを助ける。
③骨への血流をよくして骨粗しょう症を防ぐ。
④筋肉内のＧＬＵＴ－４（グルコーストランスポーター－４）の活性を増し血糖値を下げる。
⑤脳の海馬（記憶中枢）の血行をよくし記憶力の向上、認知症予防に働く。

⑥消化管通過時間を短縮し、大腸ガン予防になる。
⑦筋肉内の男性ホルモン（女性にも存在）の産生分泌が高まり、自信がついて
「うつ」を改善する。

2003年にコペンハーゲン大学のベンテ・ペダーセン教授が発見した、筋肉から分泌されるホルモン〝myokine（マイオカイン）〟は今や数十種類にも達しています。

〈マイオカインの主な種類と働き〉
- ＳＰＡＲＣ……大腸ガンを抑制
- ＩＬ－６……肥満や糖尿病に効く
- ＦＧＦ－21……脂肪肝を防ぐ
- アディポネクチン……糖尿病、動脈硬化、ストレスなどを防ぐ
- ＩＧＦ－１……アルツハイマー病を防ぐ

こうした筋肉の働きが明らかにされるにつれ、年齢と共に筋力と筋肉量が低下する状態〝sarcopenia〟（サルコペニア）（sarco＝筋肉、penia＝減少、ギリシヤ語の合成語のようです）が注目されています。

「サルコペニア」に陥ると歩行速度が遅くなり、転倒・骨折のリスクが増加し、ロコモティブシンドローム（ロコモ）や、ガンなど手術後の合併症も格段に高くなるとのことです。

図表23から大腿前部（太もも）や腹部など下半身の筋肉は、20歳を過ぎるとどんどん減弱してきますが、とくに65歳を過ぎるとその傾向に拍車がかかります。60歳くらいまではあまり衰えを見せない上腕前部、背部の筋肉も「65歳」くらいより急速に衰えてくることが見てとれます。

一方、筋肉は「鍛える」とまでいかなくても、常に使う・動かすことを心がけると、90歳を過ぎても発達することが証明されています。

図表23 年齢と共に腹筋や下半身の筋肉が早く衰える

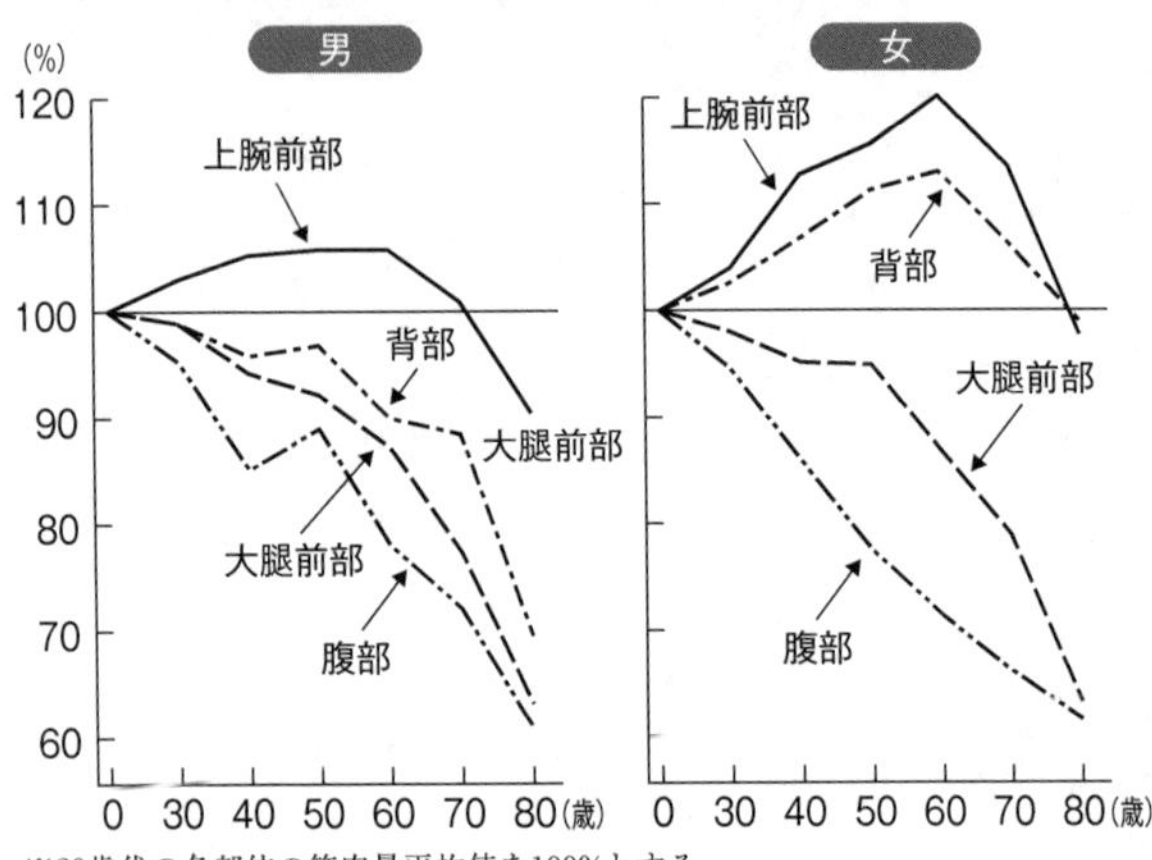

※20歳代の各部位の筋肉量平均値を100%とする。
出典：福永哲夫監修『貯筋運動指導者マニュアル』

筋肉運動の基本中の基本はウォーキングですが、ほかにハイキング、テニス、水泳などをやっている方は、終生続けるつもりでやられるべきです。

筋肉の約70％は下半身、約30％は上半身に存在しますから、下半身の運動に重きを置かれるとよいでしょう。室内でやる筋肉運動は、上半身はかべ腕立て、下半身はスクワットがおすすめです。

かべ腕立てとスクワットは（10回×3セット）より始めて、物足りなくなったら回数、セット数を増やしていきましょう。

さらに最近、私が考案し、患者さんたちにすすめている全身簡単運動が「万歳運動」です。

「肩幅と同じくらいに脚を開き、両腕は真上ではなく両膝を曲げながら後方に投げ出し、同時にかかとを上げる」運動です。

１セットで10回、１日10セットを目指して下さい。胸、腹、背中、腰、肩甲部、大腿、下腿など全筋肉の運動になり、しかもいつも重力で圧迫されている肺も解放され、とても気持ちのよいものです。慣れてきたら万歳の最後の部分で両手を首の後ろでつなぐと、可動範囲が広がり腹筋運動の強化につながります。

筋肉運動を励行している方々は立居振る舞いが柔らかく活発です。しかも筋肉には先述したような生理的効果が沢山あるのですから、種々の病気の予防や改善にもつながります。

私は友人、知人、患者さんたちに「筋こそわが命」（水原弘の「君こそわが命」をもじったもの）ですよ、と言うのがこの頃の口癖になっています。

鳥越俊太郎氏のガンとウェイト・トレーニング

１９４０年生まれの鳥越俊太郎氏は、京都大学文学部ご卒業後、毎日新聞社に入社。『サンデー毎日』の編集長、テレビの「ザ・スクープ」キャスターなどを歴任されたので、多くの方々がご存じのはずです。公表されているそのご病歴と、なぜ病気を完璧に克服されたのかについての私見を述べてみます。

２００５年の夏、血便に気づき虎の門病院を受診されたところ、直径３㎝大の進行性直腸ガンと診断され、腹腔鏡下手術を受けられました。

２００７年に肺への転移（この時、直腸ガンについては〝ステージⅡ期からⅣ期〟と訂正）が発見され、２回の胸腔鏡下手術を受けられましたが、２００９年には肝臓への転移で開腹手術を受けられることになります。

その後、ずっとお元気で２０１６年の都知事選にも出馬され、「なぜこんなにご健康なのだろう」といつも不思議に思っていました。

１～２年後に某週刊誌に掲載されていた「鳥越俊太郎氏の一週間」を読んで、その謎が解けたのです。

毎日のハードスケジュールには驚かされました。食事についてご本人は、〝気をつけている〟とおっしゃっていますが、自然食志向の私からみると、「肉などの欧米食もお食べになられるし、日本人の平均的な食事とほとんど変わらない」と思われます。

しかし、「直腸ガンと肺、肝臓への転移で４回も手術を受けられながら、ますますお元気で今でも大活躍されている秘訣・秘密が、週３回励行されているウェイト・トレーニングにある」と私は確信しました。

ウェイト・トレーニングにより筋肉から分泌される「マイオカイン」こそが、氏のガンの再・再発の予防、健康維持・増進に甚大な力を発揮しているのでしょう。

付録

少食生活のここが知りたいQ&A

Q お酒は飲んでいい？

「酒は百薬の長」、〝Wine is old man's milk〟（ワインは老人のミルク）という格言が洋の東西にあるのですから、「アルコールは適酒さえ守れば健康によい」と言ってよいでしょう。

適酒は、日本酒2合、ビール中びん2本、ワインはグラス2〜3杯、焼酎の湯わり3〜4杯ぐらいです。

お酒には次のような効果があります。

①ストレスを発散し、睡眠をよくして免疫力を高める。

②ガン抑制効果。

「週にグラス14杯（1日2杯）のワインで肺ガンのリスクが2分の1に」（デン

マーク防疫研究所）

「日本酒に含まれる低分子量成分に発ガン抑制作用」（秋田大学医学部・滝沢行雄名誉教授）

③ＨＤＬ（善玉）コレステロールを増やし、血管内皮細胞から抗血栓酵素（ウロキナーゼ）の分泌を促し、冠動脈を拡張し虚血性心臓病（狭心症、心筋梗塞）を防ぐ。

④脳卒中を防ぐ。

「適酒を守れば脳卒中（出血、梗塞＝血栓）のリスクが約50％低くなる」（米コロンビア大学）

⑤「糖尿病のコントロールをよくする。３合未満の飲酒なら、むしろ血糖のコントロールが良好」（２００2年、日本臨床内科医会）

⑥「脳を活性化し、認知症やアルツハイマー病を防ぐ」（フランス・ボルドー大学）

⑦胃液の分泌をよくして食欲を促す。

アルコールにも日本酒、ワイン、焼酎、ウイスキー、ウォッカ……など種々ありますが、本能的に「旨い！」と思われるものがご本人の健康には一番適している、と私は確信しています。

私は、毎日ジョギングの後入浴し、コロナビール（メキシコのビールで軽い）2本と焼酎の湯わり1～2合飲むのが常です。寒い冬は、体を温める日本酒や、紹興酒の熱燗を本能が欲すると飲むことにしています。

Q 生姜はすりおろし、粉末、チューブどれがいい？

生姜をすりおろすのが面倒な人は、粉末やチューブの生姜をスーパーなどで買って使ってもよいでしょう。

種々の漢方薬に配合されている「生姜」も粉末の生姜ですし、米国ミシガン大学の総合ガンセンターでの「生姜が卵巣ガンの細胞を死滅させる」という実験で使われた生姜もスパイス売り場にある普通の生姜の粉だったとのことです。

生姜の有効成分は「ジンゲロン」「ジンゲロール」「ショウガオール」ですが、「ジンゲロール」は加熱したり乾燥させると、血行をよくして体熱をさらに上げる「ショウガオール」に変化していくことがわかっています。

よって、生のすりおろし生姜よりも粉の乾燥生姜のほうがよい面もあるわけです。

すりおろし生姜、粉末生姜、チューブ入りの生姜など利用され、体の温まり具合、排尿や排便の状態などを含めた体調の良し悪しで、本能的にどれが一番よいのかを選ぶ基準にされるのもよいでしょう。

Q ミキサーではなくジューサーでないとダメですか？

ミキサーで作った果菜の泥汁の中には、食物繊維が多く含まれています。食物繊維については本書の中でも、「腸内の余剰なコレステロール、脂肪、糖、塩、発ガン物質などの血液への吸収を妨げて大便として排泄し、また善玉菌の増殖にも役立つ」という点について何回も述べました。ガン、脳卒中、虚血性心疾患、糖尿病などの生活習慣病は、タンパク質、脂肪、糖分の摂取過剰とビタミン（約30種）、ミネラル（約100種）不足から生じるという一面があります。

そのビタミン類、ミネラル類をほぼ完璧に含むのが人参・リンゴジュースなのですが、「食物繊維はこうしたビタミン類やミネラル類の腸から血液への吸収をも妨げる」心配があるのです。よってミキサーではなくジューサーで作る「ジュース」を推奨しているわけです。

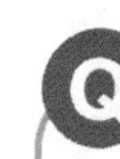

少食生活を始める時の注意点は？

これまで3食を食べていた人が、2食（残りの1食は人参・リンゴジュースや生姜紅茶を飲用）にされると、はじめの数日は空腹を感じられることが多いでしょう。

「空腹」は「お腹（胃腸）が空になった」から感じるのではなく、血糖値（正常値は、50～110mg／dℓ）が下がった時に脳の空腹中枢が察知する感覚なのです。

よって「空腹」を感じられたらハチミツ、黒糖、チョコレートなどを口にされるとよいでしょう。数分で胃腸から血液に吸収されて、血糖値が上昇し空腹感がなくなるはずです。

Q 体重が急に落ちても大丈夫でしょうか？

「リンゴダイエット」「ヨーグルトダイエット」「キャベツダイエット」「粉ミルクダイエット」「パイナップルダイエット」「プロテインダイエット」「コンニャクダイエット」「ゆで卵ダイエット」などなど単品で行うダイエットは、栄養の偏り、不足が起きやすく、たとえ減量に成功しても、それは「飢餓」に近い状態を惹起します。

しかし本書で述べている「2食以下の少食生活」では、昼食・夕食はご自分の好きな食事（本能が求めている食物）を食べられますし、朝食はビタミン（約30種）、ミネラル（約100種）を存分に含む「人参・リンゴジュース」や「百邪（万病）を防御する」生姜と人体60兆個の細胞の活動源となる黒糖やハチミツ（のブドウ糖）からなる「生姜紅茶」を飲むのですから、その結果、体重が急に落ちてもなんらご心配はないでしょう。ただし体重が急減しても「気分爽快」「体調良好」というのが大前提になります。

Q 人参が嫌いなのですが、ほかの野菜ジュースでもOK？

リンゴには「An apple a day keeps the doctor away（1日1個のリンゴは医者を遠ざける）」というイギリスのことわざがあるほどの薬効があり、しかもまろやかな味で相手となるどんな野菜とも相性が抜群です。よって97ページの「ガン予防効果がある食品のピラミッド」などのほか、野菜ではないですが、ミカン、オレンジ、レモン、グレープフルーツなどとリンゴとのジュースを作って飲まれてもよいでしょう。あくまでご自分の本能が「美味しい」という味になる組み合わせのジュースを作って下さい。

Q 少食生活で便秘になることはないですか？

「食物の量が少なくなると便秘になる」と考えられるのは短絡的です。なぜなら胃腸は土管ではないからです。口から食物を多く入れると肛門から多くの大便が出るというものではありません。

食べたものは、胃から十二指腸、小腸の蠕動運動により、物理的消化がなされて細かく砕かれ、並行して胃液、腸液に加え十二指腸に注がれるすい液や肝臓からの胆汁によって化学的消化を受け、種々の栄養素が血液に吸収されていきます。

消化されない不要の物や食物繊維、胃、腸壁からはがれた細胞などの泥状物が大腸から直腸に移送されて留まります。その状態で水分が吸収されて固形物の便となり、1日に1～2回排出されるわけです。

こうした一連の胃腸の働きにより大便が作られることを考えると、食物が少ないほど胃腸としてはその働きに負担が少なく十分な活動ができ、よい便が形成されるのです。「少食にしたら食べた量以上にびっくりするほど多くの便が出るのはなぜでしょう」とおっしゃる人も少なくありません。

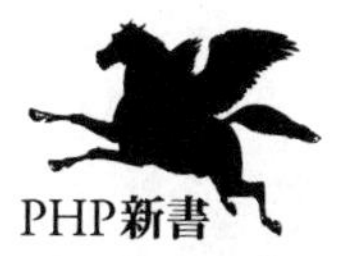

PHP INTERFACE
https://www.php.co.jp/

石原結實［いしはら・ゆうみ］

1948年、長崎市生まれ。医学博士。長崎大学医学部卒業、同大学大学院博士課程修了。スイスのベンナー・クリニック、モスクワの断食病院、コーカサス地方の長寿村などで自然療法や断食療法、長寿食の研究を行う。現在はイシハラクリニック院長の他、健康増進を図る施設「ヒポクラティック・サナトリウム」を伊豆高原で運営。
著書は『「医者いらず」の食べ物事典』『「食べない」健康法』（以上、PHP文庫）、『生姜力』（主婦と生活社）など350冊以上。米、独、仏、露をはじめ中国、韓国などで合計100冊以上が翻訳出版されている。

65歳からは、空腹が最高の薬です

（PHP新書　1344）

二〇二三年三月一日　第一版第一刷
二〇二三年四月七日　第一版第二刷

著者――石原結實
発行者――永田貴之
発行所――株式会社PHP研究所
東京本部――〒135-8137 江東区豊洲5-6-52
ビジネス・教養出版部 ☎03-3520-9615（編集）
普及部 ☎03-3520-9630（販売）
京都本部――〒601-8411 京都市南区西九条北ノ内町11
組版――有限会社メディアネット
装幀者――芦澤泰偉＋児崎雅淑
印刷所・製本所――大日本印刷株式会社

ISBN978-4-569-85412-0

ＰＨＰ新書刊行にあたって

「繁栄を通じて平和と幸福を」(PEACE and HAPPINESS through PROSPERITY)の願いのもと、ＰＨＰ研究所が創設されて今年で五十周年を迎えます。その歩みは、日本人が先の戦争を乗り越え、並々ならぬ努力を続けて、今日の繁栄を築き上げてきた軌跡に重なります。

しかし、平和で豊かな生活を手にした現在、多くの日本人は、自分が何のために生きているのか、どのように生きていきたいのかを、見失いつつあるように思われます。そして、その間にも、日本国内や世界のみならず地球規模での大きな変化が日々生起し、解決すべき問題となって私たちのもとに押し寄せてきます。

このような時代に人生の確かな価値を見出し、生きる喜びに満ちあふれた社会を実現するために、いま何が求められているのでしょうか。それは、先達が培ってきた知恵を紡ぎ直すこと、その上で自分たち一人一人がおかれた現実と進むべき未来について丹念に考えていくこと以外にはありません。

その営みは、単なる知識に終わらない深い思索へ、そしてよく生きるための哲学への旅でもあります。弊所が創設五十周年を迎えましたのを機に、ＰＨＰ新書を創刊し、この新たな旅を読者と共に歩んでいきたいと思っています。多くの読者の共感と支援を心よりお願いいたします。

一九九六年十月

ＰＨＰ研究所